疑难杂症效验秘方系列

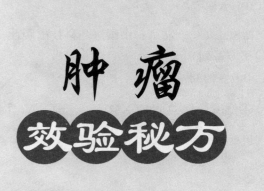

总主编 张光荣

主 编 傅 缨

中国医药科技出版社

# 内容提要

　　本书精选肿瘤验方数百首，既有古今中医名家经验方，又有民间效验方；既有中药内服方，又有针灸、贴敷等外治方。每首验方适应证明确，针对性强，疗效确切，患者可对症找到适合自己的中医处方。全书内容丰富，通俗易懂，是家庭求医问药的必备参考书。

**图书在版编目（CIP）数据**

肿瘤效验秘方/傅缨主编 . —北京：中国医药科技出版社，2014.1
（疑难杂症效验秘方系列）
ISBN 978 - 7 - 5067 - 6338 - 7

Ⅰ . ①肿…　　Ⅱ . ①傅…　　Ⅲ . ①肿瘤 - 验方 - 汇编　　Ⅳ . ①R289. 5

中国版本图书馆 CIP 数据核字（2013）第 201967 号

**美术编辑**　陈君杞
**版式设计**　郭小平

出版　中国医药科技出版社
地址　北京市海淀区文慧园北路甲 22 号
邮编　100082
电话　发行：010-62227427　邮购：010-62236938
网址　www.cmstp.com
规格　710×1020mm $\frac{1}{16}$
印张　15¼
字数　242 千字
版次　2014 年 1 月第 1 版
印次　2019 年 11 月第 3 次印刷
印刷　北京市密东印刷有限公司
经销　全国各地新华书店
书号　ISBN 978-7-5067-6338-7
**定价　35. 00 元**
本社图书如存在印装质量问题请与本社联系调换

《肿瘤效验秘方》

# 编委会

主　编　傅　缨
副主编　洪禹霖
编　委　（按姓氏笔画排序）

王　康　资晓飞　黄玲玲
康信忠　彭中娟　谢庆斌

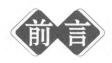

# 前言

昔贤谓"人之所病，病病多，医之所病，病方少"，即大众所痛苦的是病痛多，医者所痛苦的是药方少。然当今之人所病，病病更多；当今之医所病，不是病方少，而是病效方少。故有"千金易得，一效难求"之憾。

《内经》云："言病不可治者，未得其术也"。"有是病，必有是药（方）"，所以对一些疑难杂症，一旦选对了方、用对了药，往往峰回路转，出现奇迹。

本套"疑难杂症效验秘方系列"包括肺病、肝胆病、肾病、高血压、中风、痛风、关节炎、肿瘤、甲状腺病、妇科疾病、不孕不育、男科疾病、骨关节疾病、脱发、皮肤病等，共计15个分册。每分册精选古今文献中效方验方数百首，既有中药内服方，又有针灸、贴敷等外治方。每首验方适应证明确，针对性强，疗效确切，患者可对症找到适合自己的中医处方，是家庭求医问药的必备参考书。

需要说明的是，原方中有些药物，按现代药理学研究结果是有毒副作用的，如川乌、草乌、天仙子、黄药子、雷公藤、青木香、马兜铃、生半夏、生南星、木通、商陆、牵牛子，等等，这些药物尤其是大剂量、长时间使用易发生中毒反应。故在选定某一验方之后，使用之前，请教一下专业人士是有必要的！

本套丛书参考引用了大量文献资料，在此对原作者表示衷心感谢！最后，愿我们所集之方，能够解除患者的病痛，这将是我们最为欣慰的事。

总主编　张光荣

2013 年 10 月

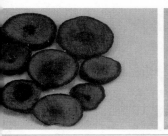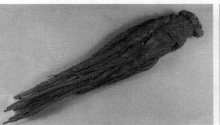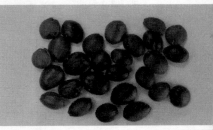

# 目录

## 第一章 头颈部肿瘤

**第一节 脑 瘤**…………（2）

波氏抗癌方 …………（2）

加味菊明汤 …………（3）

脑瘤散 …………（3）

陶氏抗癌方 …………（4）

加味救脑汤 …………（4）

刘氏抗癌方1 …………（5）

刘氏抗癌方2 …………（5）

刘氏抗癌方3 …………（5）

通络散结汤 …………（6）

消瘤丸 …………（6）

化痰清脑汤 …………（7）

活血清脑汤 …………（7）

凉血清脑汤 …………（8）

平肝清脑汤 …………（8）

脑瘤汤 …………（9）

消瘤丸 …………（9）

散结抗癌方 …………（9）

脑瘤康 …………（10）

益气化痰散 …………（10）

脑瘤消方 …………（11）

川芎三白汤 …………（11）

抑瘤散 …………（12）

虫蝎搜瘤煎 …………（12）

**第二节 上颌窦癌**…………（13）

清热活血方 …………（13）

益气养阴解毒方 …………（14）

补阳还五汤加减 …………（14）

泻火解毒养阴生津方 …………（15）

**第三节 鼻咽癌**…………（15）

五根汤 …………（16）

连朴饮加减 …………（16）

六味地黄汤加减 …………（17）

抗癌9号 …………（17）

白花丹汤 …………（18）

青马汤 …………（18）

黄虎汤 …………（19）

散结方 …………（19）

普济煎液 …………（19）

益气活血汤 …………（20）

1

莱石蜂守煎 …………… （21）

羚莪郁桃饮 …………… （21）

鹿附芪甲煎 …………… （21）

周氏经验方 …………… （22）

参苓白术散加减 ……… （22）

养阴清热解毒方1 …… （23）

养阴清热解毒方2 …… （23）

活血抗癌方 …………… （24）

地黄饮子汤 …………… （24）

扶正解毒方 …………… （25）

**第四节 喉 癌** ……… （25）

附贝蒌汤 ……………… （25）

干氏加减三甲散 ……… （26）

行气活血方 …………… （26）

清热化痰方 …………… （27）

益气抗癌方 …………… （27）

清咽利膈散 …………… （28）

丹栀逍遥散 …………… （28）

金柴饮 ………………… （29）

益气养阴解毒方 ……… （29）

清喉利咽汤 …………… （30）

加味逍遥散 …………… （30）

吹喉消肿散 …………… （30）

**第五节 舌 癌** ……… （31）

加味黄连解毒汤 ……… （31）

散结抗癌方 …………… （32）

健脾抗癌方 …………… （32）

养阴抗癌方 …………… （33）

活血抗癌方 …………… （33）

甘露扶正汤 …………… （33）

枳金汤 ………………… （34）

慈菇甲珠汤 …………… （34）

龙蛇点舌汤 …………… （35）

龙葵豆根汤 …………… （35）

**第六节 扁桃体癌** …… （35）

解毒活血方 …………… （36）

参芪放后方 …………… （36）

泻火解毒养阴生津方 … （36）

**第七节 甲状腺癌** …… （37）

滋阴健脾方 …………… （37）

养阴清热方 …………… （38）

一贯煎加减 …………… （38）

解毒抗癌方 …………… （39）

扶正散结抗癌方 ……… （39）

小柴胡汤加减 ………… （39）

消瘰丸加味 …………… （40）

化瘀散结方 …………… （40）

周氏疏肝散结方 ……… （41）

周氏健脾散结方 ……… （41）

周氏化痰散结方 ……… （41）

周氏滋阴降火方 ……… （42）

归芪昆藻汤 …………… （42）

**第二章 胸部肿瘤**

**第一节 肺 癌** ……… （44）

肺积方 ………………… （45）

肺康方 ………………… （45）

扶正煎 ………………… （46）

扶正养阴汤 …………… （46）

扶正抑癌散 …………………（47）

固金散结排毒方 ……………（47）

加味苇茎汤 …………………（48）

加味一贯煎 …………………（48）

金平汤 ………………………（49）

康肺汤 ………………………（50）

温阳益气汤 …………………（50）

仙鱼汤 ………………………（51）

消瘤方 ………………………（51）

益肺消瘤方 …………………（52）

二生汤 ………………………（52）

芪麦虎蜈汤 …………………（53）

参苓白术散 …………………（53）

保肺消瘤汤 …………………（54）

补肺消积方 …………………（55）

参龙金灵丸 …………………（55）

参萎饮 ………………………（56）

肺癌Ⅰ号方 …………………（56）

肺癌汤 ………………………（57）

肺复方 ………………………（58）

清肺消积方 …………………（58）

清肺饮 ………………………（59）

山龙露蜂丸 …………………（59）

**第二节　食管癌** ……………（60）

开膈口福饮 …………………（61）

补阳还五汤 …………………（62）

益气养阴汤 …………………（62）

食道癌汤 ……………………（63）

化痰开结散 …………………（64）

开道饮 ………………………（64）

开噎启膈汤 …………………（64）

通灵丸 ………………………（65）

灵仙二草汤 …………………（65）

圣和散 ………………………（66）

食管逐瘀汤 …………………（67）

壁虎硼砂粉 …………………（67）

通噎汤 ………………………（68）

南星方 ………………………（68）

旋覆通膈汤 …………………（69）

益气活血方 …………………（69）

益气通瘀汤 …………………（70）

启膈散 ………………………（70）

通幽汤 ………………………（70）

五汁安中饮 …………………（71）

补气运脾汤 …………………（71）

**第三节　乳腺癌** ……………（72）

红赤丹汤 ……………………（73）

加减逍遥散 …………………（74）

解毒化瘤汤 …………………（74）

养血汤 ………………………（75）

乳核消酒剂 …………………（76）

乳康Ⅰ方 ……………………（76）

乳瘤消膏 ……………………（77）

消核丹 ………………………（77）

消瘀散结灵 …………………（78）

调神攻坚汤 …………………（78）

开郁消 ………………………（79）

乳溢汤 ………………………（79）

疏肝活血散结汤 ……………（80）

万消丸合雄麝散 ……………（80）

乳结灵 ························ (81)
升白汤 ························ (81)
增髓汤 ························ (82)


# 第三章 腹部肿瘤

## 第一节 胃 癌 ·············· (84)
养正消瘤汤 ················ (84)
升血汤 ························ (85)
张镜人经验方 ·············· (85)
周仲瑛经验方 ·············· (86)
健脾抗癌方 ················ (86)
健脾益气方 ················ (87)
温阳健脾抗癌方 ·········· (87)
四平散 ························ (88)
消痰散结方 ················ (88)
加味承气汤 ················ (88)
扶正抗癌方 ················ (89)
清瘀扶正汤 ················ (89)
益气健脾解毒方 ·········· (90)

## 第二节 原发性肝癌 ········ (90)
益肝消瘤饮 ················ (91)
何任经验方1 ·············· (91)
何任经验方2 ·············· (92)
何任经验方3 ·············· (92)
邵梦扬清肝汤 ·············· (92)
李佩文经验方 ·············· (93)
肝积方 ························ (93)
癌消软肝煎 ················ (94)
扶正消瘤方 ················ (94)

参苓白术散 ················ (95)
益气健脾止血方 ·········· (95)
健脾益肾汤 ················ (96)
扶正抗癌方 ················ (96)
益气降逆方 ················ (97)

## 第三节 大肠癌 ·············· (97)
孙桂芝经验方 ·············· (98)
刘嘉湘经验方 ·············· (98)
裴正学经验方1 ············ (99)
裴正学经验方2 ············ (99)
裴正学经验方3 ··········· (100)
健脾化瘀汤 ··············· (100)
健脾方 ······················ (101)
肠积消方 ··················· (101)
加减四君子汤 ············· (102)
肠益煎 ······················ (102)
健脾消积汤 ··············· (102)
健脾抗癌方 ··············· (103)
健脾解毒汤 ··············· (103)
槐角地榆丸合清肠饮 ····· (104)
膈下逐瘀汤 ··············· (104)

## 第四节 胰腺癌 ············· (105)
周维顺经验方1 ··········· (105)
周维顺经验方2 ··········· (106)
周维顺经验方3 ··········· (106)
加味乌梅丸 ··············· (106)
滋阴健脾方 ··············· (107)
补气通络解毒方 ·········· (108)
清胰化积方 ··············· (108)
膈下逐瘀汤 ··············· (109)

益气健脾化瘀方 ………… （109）

调脾抑胰方 ……………… （110）

**第五节　胆囊癌** …………… （110）

大柴胡汤 ………………… （111）

微调三号方 ……………… （111）

**第四章　泌尿及男性生殖系统肿瘤**

**第一节　肾　癌** …………… （113）

四物汤合右归饮加减 …… （113）

八珍汤 …………………… （114）

左归丸 …………………… （114）

肾癌抗癌方 ……………… （114）

肾癌攻邪方 ……………… （115）

膈下逐瘀汤加减 ………… （115）

二仙汤 …………………… （116）

周仲瑛复法大方 ………… （116）

肾癌抗癌方 ……………… （116）

肾癌术前方 ……………… （117）

肾癌术后方 ……………… （117）

肾癌驱邪方 ……………… （117）

百合固金汤 ……………… （118）

肿瘤方 …………………… （118）

**第二节　膀胱癌** …………… （119）

蜀葵汤 …………………… （119）

芪慈棱汤 ………………… （119）

八正散合萆薢分清饮 …… （120）

补中益气汤合附桂八味丸 … （120）

八正散合四妙散加减 …… （121）

抗癌煎剂 ………………… （121）

膀胱汤 …………………… （122）

抗癌复生汤 ……………… （122）

复方莪术液 ……………… （123）

**第三节　前列腺癌** ………… （123）

消瘤散 …………………… （123）

前列腺癌方 ……………… （124）

大补元煎 ………………… （124）

前列消咽汤 ……………… （124）

消瘀散结抑癌灌肠剂 …… （125）

抗癌杀毒方 ……………… （125）

解毒方 …………………… （125）

扶正抑瘤方 ……………… （126）

前列汤 …………………… （126）

**第五章　妇科肿瘤**

**第一节　子宫颈癌** ………… （128）

抑癌破瘤汤 ……………… （128）

破癥消咽汤合败毒抗癌熏

洗煎 …………………… （128）

益气养血补肝益肾汤合宫

颈癌 1 号 …………… （129）

败毒去瘀汤 ……………… （129）

解毒抗癌汤 ……………… （130）

滋肝益肾汤 ……………… （130）

补中益气汤 ……………… （131）

参芪二术汤 ……………… （131）

金匮肾气丸 ……………… （131）

解毒散结汤 ……………… （132）

南星半夏散 ·············（132）

止血灵 ················（133）

四核清宫丸 1 ···········（133）

四核清宫丸 2 ···········（133）

加味当归补血汤 ········（134）

**第二节 子宫内膜癌** ······（134）

人康煎 ················（135）

理气活血八珍汤 ········（135）

活血助孕汤 ············（136）

丹栀逍遥散 ············（136）

益元煎 ················（136）

左归丸 ················（137）

血府逐瘀汤 ············（137）

**第三节 卵巢癌** ·········（138）

消咽汤 ················（138）

散结汤 ················（138）

消水膏外敷 ············（139）

益气健脾抗癌汤 ········（139）

消咽散结汤 ············（140）

破结化积汤 ············（140）

解毒散结汤 ············（140）

活血消积汤 ············（141）

归脾二陈汤 ············（141）

益气养阴汤 ············（142）

化瘀散结汤 ············（142）

新加增免抑瘤方 ········（143）

扶正培本方 ············（143）

补虚汤 ················（143）

益气活血汤 ············（144）

益气养阴煎 ············（144）

培本化瘀血解毒汤 ········（145）

益气抑瘤汤 ···········（145）

**第四节 恶性滋养细胞肿瘤**

················（146）

抗癌扶正汤 ···········（146）

抗癌煎 ···············（146）

**第五节 外阴癌** ········（147）

解毒抗癌汤 ···········（147）

**第六章 淋巴造血系统肿瘤**

**第一节 恶性淋巴瘤** ·····（149）

软坚散结方 ···········（149）

双草汤 ···············（150）

**第二节 白血病** ········（150）

清热地黄汤 ···········（150）

柴芩陈苓汤 ···········（151）

清肝化瘀汤 ···········（151）

地黄杜仲汤 ···········（152）

平补缓消方 ···········（152）

健脾化痰方 ···········（153）

**第三节 多发性骨髓瘤** ···（153）

肾气络毒汤 ···········（154）

扶正解毒活血方 ········（154）

**第七章 皮肤软组织及骨肿瘤**

**第一节 皮肤癌** ·········（157）

丹栀逍遥散加减 ········（157）

除湿解毒汤 ···········（158）

第二节　黑色素瘤…………（158）

　　菊藻加味丸 …………（159）

　　消核浸膏片 …………（160）

第三节　软组织肉瘤 ……（160）

　　海藻玉壶汤 …………（161）

　　散结方 ………………（161）

第四节　骨肉瘤…………（162）

　　益肾解毒汤 …………（163）

　　活血方 ………………（163）

第五节　软骨肉瘤………（164）

　　三棱丸 ………………（164）

第六节　尤文肉瘤………（165）

　　益气养血汤 …………（165）

　　消瘤片 ………………（166）

第八章　肿瘤放、化疗不良反应

第一节　放疗的不良反应 …（168）

　　滋阴降火汤 …………（168）

　　解毒养阴汤 …………（168）

　　益气养阴生津汤 ……（169）

　　补气升阳汤 …………（169）

　　加减八珍汤 …………（170）

　　八珍二至汤 …………（170）

　　解毒疏络汤 …………（170）

　　防溃汤 ………………（171）

　　凉血解毒汤 …………（171）

　　生津汤 ………………（172）

　　十全大补汤合麦门冬汤 …（172）

　　开胃解渴汤 …………（173）

　　加味养阴清肺汤 ……（173）

　　玄麦增液化毒汤 ……（173）

　　口炎汤 ………………（174）

　　滋阴解毒汤 …………（174）

　　清胃黄连汤 …………（175）

　　三黄二豆粥 …………（175）

　　益元调理汤 …………（176）

　　健脾升白合剂 ………（176）

　　红藤汤 ………………（177）

　　益气养阴汤 …………（177）

　　益气活血汤 …………（178）

　　升白合剂 ……………（178）

　　白玉膏 ………………（178）

　　扶正抗癌方 …………（179）

　　参苓白术散加味 ……（179）

　　参桂颗粒 ……………（180）

　　清润汤 ………………（181）

　　仙方活命饮 …………（181）

　　滋阴清热合剂 ………（182）

　　三生养阴饮 …………（182）

　　虎杖涂剂 ……………（182）

　　乳没汤 ………………（183）

　　清热解毒化瘀方 ……（183）

　　驻车丸加味 …………（183）

　　莪莲地黄汤 …………（184）

　　解毒化瘀汤 …………（184）

　　清肺活血益金汤 ……（185）

第二节　化疗的不良反应 …（185）

　　降逆止呕汤 …………（186）

　　通便膏 ………………（186）

沙参麦门冬汤 ……………（187）

藿朴夏苓汤 …………………（187）

六和汤加味 …………………（187）

平逆饮 ………………………（188）

加味半夏厚朴汤 ……………（188）

六君子汤合旋覆代赭汤 …（189）

止呕贴 ………………………（189）

化疗和胃散 …………………（189）

养血升白方 …………………（190）

旋覆代赭汤 …………………（190）

降逆止吐汤 …………………（191）

三仁汤加味 …………………（191）

益气升白汤 …………………（192）

益气生血汤 …………………（192）

益气温阳健脾汤 ……………（193）

升白汤 ………………………（193）

八珍汤 ………………………（194）

加味附子理中汤 ……………（194）

补肾升白汤 …………………（194）

补血汤 ………………………（195）

补血生白汤 …………………（195）

升白补血汤 …………………（196）

扶正膏 ………………………（196）

益血汤 ………………………（197）

当归补血汤加味 ……………（197）

溃疡丸 ………………………（197）

治溃饮 ………………………（198）

丁甘仁膏方 …………………（198）

生发饮 ………………………（199）

保肾汤合解毒泻浊方 ……（199）

茵陈蒿汤 ……………………（200）

健脾活血汤 …………………（201）

解毒宁心汤 …………………（201）

## 第九章　癌症疼痛与并发症

### 第一节　癌症疼痛
……………（203）

止痛酒 ………………………（204）

柴胡疏肝散合金铃子散 …（204）

趁痛散 ………………………（205）

麻黄附子细辛汤 ……………（205）

芍药甘草汤 …………………（206）

仙龙定痛饮 …………………（206）

血府逐瘀汤 …………………（207）

### 第二节　癌症的并发症 …（207）

一、癌性发热 ………………（208）

固本退热汤 …………………（208）

降温汤 ………………………（209）

青蒿知母汤 …………………（210）

白蒿清热汤 …………………（210）

竹叶石膏汤 …………………（211）

二、癌性恶心呕吐 ………（211）

藿朴夏苓汤 …………………（212）

四君子汤加味 ………………（212）

芪参养阴散结汤 ……………（213）

小半夏汤加减 ………………（213）

加味二陈汤 …………………（214）

健脾补肾汤 …………………（215）

三、癌性顽固性呃逆 ……（215）

丁香柿蒂汤 …………………（215）

四君子汤合旋覆代赭汤 …（216）

复方蚖蝎散 ……………（216）

旋覆代赭汤加味 ………（217）

**四、癌性胸腹水** …………（218）

消水方 …………………（218）

益气利水方 ……………（218）

扶正方 …………………（219）

**五、癌性肠梗阻** …………（219）

理气通腑方 ……………（220）

红藤散结汤 ……………（220）

大承气汤加减 …………（221）

六磨汤加味 ……………（221）

**六、癌性贫血** ……………（222）

归脾汤 …………………（222）

圣愈汤 …………………（223）

十全大补方加减 ………（223）

八珍汤 …………………（224）

**七、癌性汗证** ……………（224）

止汗汤 …………………（224）

玉屏风加味 ……………（225）

龙牡止汗汤 ……………（225）

盗汗十味汤 ……………（226）

加味生脉散合牡蛎散 …（227）

舒肝凉血方 ……………（227）

**八、癌性皮肤瘙痒** ………（228）

清化饮加减 ……………（228）

# 第一章

# 头颈部肿瘤

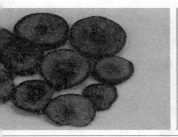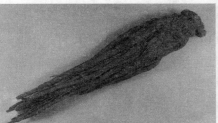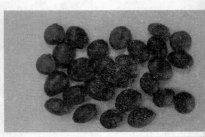

# 第一节 脑 瘤

颅内肿瘤即脑瘤，是神经系统中常见的疾病之一，由于其膨胀的浸润性生长，势必使颅内压升高，压迫脑组织，导致中枢神经损害，危及患者生命。颅内肿瘤可发生于任何年龄，以 20～50 岁为最多见。

本病的诊断要点是：①颅内压增高。②局限性病灶症状。③进行性病程。

脑瘤属中医学"头痛"、"头风"等范畴，由于内伤七情，外邪侵入，使脏腑功能失调，寒热相搏，瘀血、痰浊内停而成。根据脑瘤的类型、部位、病理、证候等不同情况，辨证施治，从调补肝肾治起，以平肝熄风，补肾健脑，另取中药升降沉浮之性，调节机体升清降浊之功能，并用软坚散结，活血化瘀之法，从而使瘤体逐渐缩小、钙化或消失。

## ❀ 波氏抗癌方

钩藤 30g　定心藤 30g　七叶莲 15g　通关散 15g　白皮树 10g　通血香 15g　松尖 6g　树萝卜 10g　野葡萄根 10g　忍冬藤 10g

【用法】煎服方法：诸药纳罐中以冷水 600ml 浸泡 10 分钟，凉后频频饮之，以药汁代水，水煎服 1 天。30 天一疗程。

【功效】清解毒邪，理气活血，散结通经。

【适应证】**脑瘤**。症见：头痛，头晕，眼花，视力下降，手抖，心慌，女性月经不调或闭经，脉实大。

【临证加减】有积水者，加水冬瓜 15g、野芦谷根 15g、毛木通 6g，服 5 剂后去掉利水药；月经不调者，加通气香 10g、益母草 10g；有气虚乏力者，加白樟榕 30g。

【疗效】服药 2 个疗程复查脑部核磁共振。瘤小者服药 1～2 个疗程见效，瘤大者服用半年左右见效。

【注意事项】忌食蛋类、狗肉、羊肉、烧烤等燥热食物。服药期间忌食冰凉之品。一定要坚持服药，以药汁代水饮之。

【来源】赵海，王吉英. 名老傣医波燕治疗脑瘤的经验. 中国民族医药杂志，2012，

（2）：14

## 加味菊明汤

野菊花 30g　草决明 30g　连翘 30g　生牡蛎 30g　生黄芪 30g　茯苓 30g　白茅根 30g　木贼 15g　瓦楞子 15g　白芍 15g　山豆根 10g　露蜂房 10g　全蝎 10g

【用法】水煎服，每天 2 次，每日 1 剂。20 天为一疗程，连服 1～3 个疗程。

【功效】解毒散结，活血利水，镇静止痛。

【适应证】脑瘤。

【临证加减】头痛甚者，加白芷 10g、水蛭 10g；恶心、呕吐甚者，加竹茹 12g、半夏 12g；合半身不遂者，加乌蛇 12g、牛膝 12g。

【疗效】治疗 46 例，根据中医症候评定判断疗效：临床治愈 5 例，显效 13 例，有效 18 例，无效 10 例，有效率 78%。加味菊明汤治疗脑瘤，可有效治疗患者头痛、头晕等临床症状，临床疗效满意。

【来源】李增战. 加味菊明汤治疗脑瘤 46 例. 陕西中医，2007，（9）：1183

## 脑瘤散

川芎 15g　黄芪 30g　泽泻 15g　白芍 15g　生附子 15g　防己 15g　桂枝 10g　藁本 15g　鳖甲 30g　麻黄 10g　当归 15g　蜈蚣 5g　苦杏仁 10g

【用法】上药研细粉，1 袋/次，5g/袋，3 次/天，每疗程 1 个月。共进行 6 个疗程治疗，期间不做化疗及其他中药治疗。

【功效】温阳化痰，活血通络，软坚散结。

【适应证】脑胶质瘤术后复发。

【疗效】治疗 10 例。治疗前后生存质量的变化，采用卡式计分法，治疗后生存质量上升 20 分以上为显效，提高 10～20 分为有效，下降 10 分为恶化，治疗后生存质量上升及下降在 10 分之内为稳定。结果：显效 1 例，有效 4 例，稳定 4 例，恶化 1 例，有效率 50%。

生存率观察：所有患者自就诊之日起至末次随访时间满 2 年为止。采用寿命表法统计 1、1.5、2 年生存率，结果 1、1.5、2 年生存率分别为：80%、60%、40%。中位生存期为 19.5 个月。

【来源】赵美蓉，刘海晔，周洁．脑瘤散治疗脑胶质瘤术后复发的临床观察．天津中医药大学学报，2008，（1）：14

## 陶氏抗癌方

白花蛇舌草 30g　重楼 10g　莪术 10g　三棱 10g　山慈菇 10g　神曲 15g　冰片 5g

【用法】前两个月可随证化裁煎汤服用。病情稳定者可做丸剂以使峻药缓用。

【功效】破血逐瘀，清散毒邪。

【适应证】胶质瘤及脑膜瘤。

【临证加减】颅内压增高者症见头痛、烦躁、呕吐甚呈喷射状，加用牛膝 15g、益母草 15g、泽泻 15g；肝气郁结者症见情志抑郁、急躁易怒、易悲、喜太息、舌白脉弦，加郁金 15g、香附 15g、柴胡 10g；瘀血停滞者症见头痛剧烈、舌暗有瘀斑、脉涩，加用丹参 15g、水蛭 10g、三七粉 10g、细辛 3g、延胡索 15g。

【疗效】治疗 19 例。其中胶质瘤 13 例，脑膜瘤 6 例，患者中最大年龄为 66 岁，最小 27 岁，平均 43.5 岁。经治疗多在 40 天后症状减轻，3 个月后症状消失。其中仅 1 例脑胶质瘤患者死于意外伤害，其余均存活至今。

【来源】迟丽屹，张彦海．陶根鱼教授治疗脑瘤举隅．陕西中医学院学报，2002，（2）：19

## 加味救脑汤

辛夷 9g~12g　川芎 15g~30g　细辛 3g~6g　蔓荆子 15g~30g　白芷 10g~30g　半夏 6g~12g　当归 15g~30g　葶苈子 15g~30g　代赭石 15~30g（先煎）

【用法】水煎服，每天 2 次，每日 1 剂。连续治疗 10 天为 1 疗程。有颅内高压征象的病例均给予 20% 甘露醇 250ml 静脉点滴，2 次/天。清开灵 30ml 加入 5% 葡萄糖 250ml 静脉点滴，1 次/天；复方丹参注射液 12ml 加入 0.9%

生理盐水 200 静脉点滴，1 次/天。5 天为 1 个疗程。

【功效】祛风化痰，散瘀止痛。

【适应证】脑瘤。

【疗效】治疗 8 例，其中有 6 例临床症状消失，随访 1 年未复发，2 例效果不佳而转手术治疗。

【来源】崔世奎. 加味救脑汤治疗脑瘤. 湖北中医杂志，2002，（1）：29

## ❀ 刘氏抗癌方 1

生黄芪 30g　当归 9g　川芎 9g　赤芍 12g　白芍 12g　地龙 30g
瓜蒌皮 15g　王不留行 15g　夏枯草 15g　海藻 15g　生牡蛎 30g　生南星 30g　蛇六谷 30g　蜂房 12g

【用法】水煎服，每天 2 次，每日 1 剂。

【功效】软坚化痰，益气活血。

【适应证】脑瘤（气虚血瘀型）。

【来源】刘苓霜. 刘嘉湘治疗脑瘤经验. 中医杂志，2006，（8）：578

## ❀ 刘氏抗癌方 2

生地黄 30g　熟地黄 24g　女贞子 15g　枸杞子 15g　生南星 30g
蛇六谷 30g　天葵子 30g　蜂房 12g　夏枯草 12g　海藻 12g　生牡蛎 30g　赤芍 12g　牡丹皮 6g　白蒺藜 15g

【用法】水煎服，每天 2 次，每日 1 剂。

【功效】补益肝肾，软坚化痰。

【适应证】脑瘤（肝肾阴虚型）。

【来源】刘苓霜. 刘嘉湘治疗脑瘤经验. 中医杂志，2006，（8）：578

## ❀ 刘氏抗癌方 3

党参 12g　白术 9g　干姜 6g　姜半夏 15g　生南星 12g　熟附子 6g
白芍 9g　蛇六谷 30g　天葵子 30g　王不留行 9g　炙甘草 6g

【用法】水煎服，每天 2 次，每日 1 剂。

【功效】益肾填精，化痰散结。

【适应证】**脑瘤（脾肾阳虚、痰毒内结型）**。症见：神疲乏力，形体肥胖，头胀，耳鸣，腰酸，舌体胖，脉沉细。

【临证加减】若抽搐，加炙蜈蚣 2 条、蝉蜕 3g；若头痛明显，加白芷 9g、蔓荆子 9g。

【来源】刘苓霜．刘嘉湘治疗脑瘤经验．中医杂志，2006，（8）：578

## 通络散结汤

党参 15g　白术 15g　当归 10g　川芎 10g　天南星 10g　半夏 10g　煅牡蛎 15g　夏枯草 15g　僵蚕 10g　地龙 10g　地鳖虫 10g　苍耳子 10g　蛇六谷 10g　苍术 10g　三棱 10g　瓜蒌 10g　猪苓 15g　红花 10g　重楼 10g　桃仁 10g　菊花 10g　女贞子 10g　猫爪草 15g　天花粉 10g　甘草 6g　大枣 7 枚　干姜 7 片

【用法】水煎服，每天 2 次，每日 1 剂。配合祛风化瘀散（全蝎 60g，壁虎 90g，三七 60g，蜈蚣 60g，天麻 60g，人工牛黄 60g，白花蛇舌草 60g。炮制后碾细粉），5g/次，3 次/天，黄酒冲服。

【功效】通络散结，祛风化瘀。

【适应证】**脑瘤**。

【临证加减】头痛、头晕者，加防风 10g、石决明 10g、延胡索 10g；视力模糊者，加远志 6g、石菖蒲 6g；低热烦躁者，加蒲公英 30g、半枝莲 30g、柴胡 15g；胸闷气急恶心者，加瓜蒌 15g、葶苈子 10g、旋覆花 10g。

【疗效】治疗 92 例，治愈 36 例，临床治愈 29 例，显效 24 例，无效 3 例，总有效率达 96.74%。经临床观察用药时间最长为 13 个月，最短为 3 个月，平均用药时间为 8 个月。

【来源】宋洪恩，周艳丽，张秀贞．通络散结汤及祛风化瘀散治疗脑瘤 92 例疗效观察．天津中医药，2003，（6）：77

## 消瘤丸

全蝎 100g　蜈蚣 100g　壁虎 200g　蜂房 200g　僵蚕 200g　川芎 200g

【用法】共研极细末，水泛为丸如绿豆大，每次 5g，1 天 3 次，配合辨证治疗。若坚持服用 3～6 个月，多能获效。

【功效】软坚消瘤，扶正解毒。

【适应证】脑瘤。

【来源】蒋士卿，孙宏新. 李修五教授治疗脑瘤经验. 中医研究，2009，（11）：48

## 化痰清脑汤

土茯苓 30g　生石膏 30g　钩藤 15g　野菊花 15g　佩兰 15g　茯苓 12g　瓦楞子 12g　川厚朴 10g　白豆蔻 10g　枳实 10g

【用法】水煎服，每天 2 次，每日 1 剂。

【功效】祛痰除湿，利脑开窍。

【适应证】脑瘤（痰湿内阻型）。症见：头痛如裹，眩晕呕恶，胸脘痞闷，舌苔厚腻，脉弦滑。

【临证加减】呕恶者加竹茹 10g、代赭石 15g、藿香 10g；食欲不振加鸡内金 10g，陈皮 10g，焦山楂、神曲、炒麦芽各 15g；头痛剧烈者，加犀角 2g；眩晕加天麻 10g、薄荷 10g、川贝母 10g；视物昏花者，加石决明 30g、芜蔚子 10g、川贝母 10g。

【来源】仝选甫，吴丹丹. 郭文灿老中医治疗脑瘤临床经验介绍. 中医杂志，1995，（10）：3

## 活血清脑汤

土茯苓 30g　生石膏 20g　怀牛膝 20g　丹参 15g　焦山楂 15g　郁金 15g　磁石 15g　菊花 15g　钩藤 15g　赤茯苓 12g　桃仁 10g　红花 10g　琥珀 1.5g　三七末（冲）1.5g

【用法】水煎服，每天 2 次，每日 1 剂。

【功效】活血化瘀，理气通络。

【适应证】脑瘤（气滞血瘀型）。症见：头痛如刺，固定不移，头晕眼花，胸胁胀满，嗳气呕恶，病情多随情志变化加重，夜间痛甚，妇女常伴闭经，脱发，舌质黯红，有瘀斑点，脉沉涩或弦紧。

【临证加减】头痛剧烈重用生石膏 30g、犀角粉 10g，亦可加全蝎 5g、蜈蚣 3g、地龙 10g；胸胁胀痛，嗳气呕恶者，加滑石 10g、代赭石 15g、陈皮 6g、法半夏 10g、生姜 3 片；夜寐不安者，加酸枣仁 15g、夜交藤 15g。

【来源】仝选甫，吴丹丹．郭文灿老中医治疗脑瘤临床经验介绍．新中医，1995，
（10）：3

## ❀ 凉血清脑汤

土茯苓 30g　白茅根 30g　生石膏 30g　寒水石 20g　生地黄 15g
金银花 15g　板蓝根 15g　黄连 10g　僵蚕 10g　牡丹皮 10g　川贝母 6g
犀角 1.5g　羚羊角粉（冲）1.5g

【用法】水煎服，每天 2 次，每日 1 剂。

【功效】清热解毒，凉血醒脑。

【适应证】**脑瘤（热毒蕴结型）**。症见：头痛如劈，面红目赤，胸中烦热，渴喜凉饮，便秘溲黄，舌红绛，苔干黄，脉数有力。

【临证加减】烦热口渴者，加天花粉 15g、知母 10g、栀子 10g、石斛 10g、黄芩 8g；视物昏花者，加石决明 30g、茺蔚子 10g；神昏不语者，加远志 10g、胆南星 10g、石菖蒲 10g、赤芍 10g，重用板蓝根 30g，或配服安宫牛黄丸。

【来源】仝选甫，吴丹丹．郭文灿老中医治疗脑瘤临床经验介绍．新中医，1995，
（10）：3

## ❀ 平肝清脑汤

土茯苓 30g　生石膏 30g　石决明 24g　怀牛膝 20g　天麻 15g　钩藤 15g　菊花 15g　夏枯草 15g　全蝎 10g　僵蚕 10g　地龙 10g

【用法】水煎服，每天 2 次，每日 1 剂。

【功效】平肝熄风，通络清脑。

【适应证】**脑瘤（肝风内动型）**。症见：眩晕耳鸣，头痛目胀，烦躁易怒，肢体麻木，伴抽搐震颤，语言不利，口苦，舌红，苔薄黄，脉弦数。

【临证加减】肢体麻木，震颤抽搐者，加蜈蚣 3g、磁石 30g、代赭石 15g；头痛目胀，视物昏花者，加代赭石 30g、滑石 15g、川贝母 10g、茺蔚子 10g；烦热口渴者，加黄芩 10g、知母 15g、天花粉 15g。

【来源】仝选甫，吴丹丹．郭文灿老中医治疗脑瘤临床经验介绍．新中医，1995，
（10）：3

## 🪷 脑瘤汤

当归 10g　川芎 10g　荆芥穗 10g　天麻 10g　三棱 10g　莪术 10g　桃仁 10g　红花 10g　蝉蜕 10g　全蝎 10g　枸杞子 15g　僵蚕 5g　蜈蚣 5 条　防风 3g

【用法】水煎服，每天 2 次，每日 1 剂。

【功效】搜风逐邪，化瘀通络。

【适应证】脑肿瘤。

【临证加减】气虚乏力者，加黄芪 30g、党参 15g、大枣 3 枚；头昏耳鸣者，加熟地黄 15g、菟丝子 10g；食欲不振者，加刀豆子 10g、甘松 10g；睡眠不佳者，加合欢皮 15g、白芍 10g、琥珀 10g；嗜睡不醒者，加菖蒲 15g、远志 10g；呕吐者，加代赭石 30g、竹茹 10g；热盛阴亏者，加生石膏 30g、黄芩 10g、羚羊角粉 1g、生地黄 15g、玄参 10g；热闭神昏者，加安宫牛黄丸或至宝丹或紫雪散；寒湿顽痰阻络者，加南星 10g、半夏 10g、白芥子 10g、橘络 10g、干姜 6g 或苏合香丸；瘀阻静脉者，加大黄 10g、穿山甲 10g、姜黄 10g 或大黄䗪虫丸；大便不畅者，加槟榔 10g、牵牛子 10g、皂角 10g；大便燥结者，加大黄 10g、芒硝 10g（冲服）。

【来源】高振华. 孙秉严先生诊治脑肿瘤经验撷拾. 中医研究，2008，(11)：54

## 🪷 消瘤丸

红粉片　砒砂　斑蝥　雄黄　巴豆　牛黄　麝香　冰片　血竭

【用法】每丸制如梧桐子大，每晨起空腹服 2 丸，可酌情递增至 5～6 丸。服药期间，必须保持大便通畅，以利于"癌毒"和"药毒"的排出，从而达到"攻癌毒凝聚而人不中毒"之目的。

【功效】驱癌解毒，通结攻下。

【适应证】脑肿瘤。

【来源】高振华. 孙秉严先生诊治脑肿瘤经验撷拾. 中医研究，2008，(11)：54

## 🪷 散结抗癌方

丹参 15g　川芎 12g　葛根 15g　桃仁 12g　昆布 15g　海藻 15g

生牡蛎 30g　夏枯草 15g　白芷 15g　天葵子 30g

【用法】水煎服，每天 2 次，每日 1 剂。

【功效】行气活血，祛痰化湿。

【适应证】**脑垂体肿瘤（气滞血瘀痰凝型）。**

【来源】许菊秀．消瘀化痰法治疗脑垂体肿瘤 4 例．中医杂志，1984，（12）：30

## 🏵 脑瘤康

葛根 45g　炒枣仁 45g　百合 30g　土贝 12g　白花蛇舌草 15g　丹参 18g　赤芍 18g　延胡索 15g　川芎 12g　细辛 4.5g　蔓荆子 12g　琥珀（冲）1g　水蛭（研冲）6g　生龙骨 30g　生牡蛎 30g　泽泻 24g　甘草 6g

【用法】水煎，取汁 600ml，分 2~4 次口服。10 天为一疗程，多应用 2~5 个疗程后获较好效果。

【功效】解毒，化痰，软坚，消瘀。

【适应证】**脑胶质细胞瘤（毒聚痰凝血瘀型）。**

【临证加减】头痛重者加龙胆草、牛膝、代赭石；恶心、呕吐者加清半夏、黄连、枳实；偏瘫者加黄芪、桃仁、红花、白芍、海风藤、防风；癫痫发作者加青黛、钩藤、桃仁；眼睛失明者加密蒙花、菊花、炒黄芩、枸杞。

【疗效】治疗 34 例，治愈 4 例，显效 8 例，有效 17 例，无效 5 例，总有效率达 85.29%。

【来源】陈萍，张玉芝，唐由君．脑瘤康治疗脑胶质细胞瘤 34 例．时珍国医国药，2001，（4）：361

## 🏵 益气化痰散

黄芪 20g　白术 20g　僵蚕 10g　制半夏 10g　白附子 10g　胆星 6g　全蝎 6g　石菖蒲 6g　蜈蚣 3 条

【用法】水煎服，每天 2 次，每日 1 剂。症状缓解，可将上药研细末，日 2 次，每次 9g，温开水送服。脑水肿、颅内高压时配合静脉点滴甘露醇、地塞米松，症状缓解后延长间歇给药至停药，但继用中药。

【功效】消痰结，散痰瘀，助脾运化，扶正培本。

【适应证】脑肿瘤。

【临证加减】气阴两虚者加生晒参 10g、麦门冬 10g、五味子 6g；血瘀内停者加桃仁 10g、红花 10g、川芎 10g；痰湿痹阻者加白芥子 10g、海藻 20g、昆布 20g；热毒火盛者加夏枯草 20g、黄芩 10g、栀子 10g、龙胆草 6g。

【疗效】治疗 12 例，基本治愈（CT 复查肿瘤消失，身体恢复正常）2例，显效（CT 复查肿瘤缩小，全身症状基本消失，能正常工作，生存期 3 年以上）3 例，有效（CT 复查，肿瘤无继续增大，全身症状好转，生存期 1 年以上）4 例，无效（CT 复查，肿瘤继续增大或无变化，症状无改善）3 例，总有效率达 75%。

【来源】陈国圣. 健脾化痰法治脑瘤体会. 江西中医药，1998，(4)：34

## 🌸 脑瘤消方

　　金银花 15g　　连翘 15g　　蒲公英 15g　　地丁 15g　　夏枯草 15g　　三棱 12g　　莪术 12g　　半枝莲 15g　　白花蛇舌草 15g　　瓜蒌 20g　　瓦楞子 15g　　礞石 20g　　水蛭 15g　　蜈蚣 3 条　　猪苓 40g　　牡蛎 15g

【用法】水煎服，每天 2 次，每日 1 剂。连续服用 3~6 个月。

【功效】祛痰软坚，活血通经，清热解毒。

【适应证】颅内肿瘤。

【疗效】治疗 36 例，临床治愈 9 例，占 25%（其中胶质瘤 6 例，脑膜瘤 2 例，髓母细胞瘤 1 例）；显效 15 例，占 41.67%，稳定 11 例，占 30.55%；无效 1 例，占 2.78%。

【来源】李文海，孟慧英. 脑瘤消方治疗颅内肿瘤 36 例. 山东中医药大学学报，1997，(1)：52

## 🌸 川芎三白汤

　　川芎 60g　　白芷 10g　　白附子 10g　　白僵蚕 15g　　制南星 10g　　青礞石 10g　　制大黄 15g

【用法】水煎服，每天 2 次，每日 1 剂。1 个月为 1 个疗程，共 3~5 个疗程。

【功效】行气散瘀，软坚散结。

【适应证】脑瘤。

【临证加减】临证时随患者不同的主要表现而随证加减，如伴高血压者加天麻 10g、钩藤 10g、夏枯草 30g、丹参 30g、牛膝 30g；以呕吐为主者加代赭石 30g、旋覆花 10g、姜半夏 10g。

【疗效】治疗 23 例，临床治愈 3 例，显效 8 例，有效 9 例，无效 3 例，总有效率 87%。

【来源】赖世忠. 脑瘤的中医治疗体会. 现代中西医结合杂志，2004，（24）：3351

## 抑瘤散

全蝎 3g　壁虎 2 条，三七 2g　天麻 3g　黄芪 30g　半边莲 30g　八月札 30g　姜半夏 16g　猫爪草 30g

【用法】其中前四味药研末，用后五味药汁冲服，随证加减。每日 1 剂，早晚饭后分 2 次服用。

【功效】解毒化痰，熄风止痉，化痰止痛。

【适应证】脑胶质瘤。

【疗效】治疗 32 例，显效 5 例，有效 21 例，无效 6 例，总有效率 81.25%。

【来源】王勇. 抑瘤散治疗脑胶质瘤临床观察. 内蒙古中医药，2011，（2）：17

## 虫蝎搜瘤煎

僵蚕 9g　胆南星 9g　全蝎 6g　白芷 6g　蜈蚣 3 条　黄精 30g　石决明（先煎）30g　大蓟 30g　夏枯草 15g　车前子（包煎）60g　天麻 12g　蔓荆子 12g

【用法】水煎服，每天 2 次，每日 1 剂。治疗期间配合外敷自拟照应膏，组成：密陀僧 30g，明矾 30g，细辛 6g，蜘蛛 10g，冰片 3g 等，研成细粉以醋或麻油调成糊状，敷于涌泉、神阙 2 穴，外以纱布覆盖，胶带固定，每天一换。

【功效】搜瘤开窍。

【适应证】颅内肿瘤。

【临证加减】如出现呕吐者，酌加姜竹茹、制半夏；头痛剧烈者加川芎、藁本；乏力者加党参、黄芪；视物障碍严重者加珍珠粉、枸杞子、菊花；便秘者合增液汤；寐差重者加合欢皮、酸枣仁；嗜睡严重者加枳壳（重用）、苍术、白术；颅内压增高则酌加臭梧桐叶、茯苓、桑寄生；抽搐偏瘫患者再加补阳还五汤。

【疗效】治疗 30 例，显效 5 例，有效 24 例，无效 1 例。

【来源】潘苏白，潘大江．虫蝎搜瘤煎为主治疗颅内肿瘤 30 例．新中医，2001，(1)：54

# 第二节　上颌窦癌

上颌窦癌是副鼻窦恶性肿瘤之最常见者，本病早期肿瘤在窦内黏膜生长，外观无明显改变，待症状显著时，癌瘤多已破坏骨壁而侵出窦外，临床最多见的症状为鼻的异常渗出液，鼻阻塞，面部肿胀，皮肤感觉减退，牙痛，开口困难及眼球移位等。本病病因尚不清楚，可能与病毒、遗传和环境因素有关。

本病诊断要点是：①凡有原因不明的上牙痛，鼻阻塞、鼻腔渗出液增多，间隙性鼻腔血性渗出液及开口困难等症状，经对症治疗无效时，应做上颌窦癌的临床及 X 线检查，必要时做病理活检或行上颌窦穿刺冲洗及细胞学检查。②晚期已破溃者，可在瘤组织表面直接钳取活检，或行上颌窦探查术可确诊。

本病属于中医学"颧疽"、"鼻渊"、"龈漏"的范畴。中医学认为阳明热毒侵袭上焦，故见颌面肿胀，牙痛龈肿或鼻塞鼻衄，或眼肿流泪，眼球突出，开口困难等症。若病情迁延日久，可致气虚血瘀，毒气下陷，则癌瘤破溃，流出恶性分泌物，发热恶寒，纳食无味，全身乏力，颌下、颈部淋巴结转移。

## 🪷 清热活血方

白芷 10g　薄荷 10g　辛夷花 20g　苍耳子 20g　黄芩 20g　连翘 20g　菊花 20g　葛根 10g　半枝莲 30g　当归 20g　川芎 20g　丹参 30g　女贞子 60g

【用法】水煎服，每天 2 次，每日 1 剂。同时配合放化疗。

【功效】疏风清热,活血化瘀。

【适应证】**上颌窦癌。**

【临证加减】鼻塞重者,加炙麻黄 10g、防风 10g；黄浊涕多者,加马勃 10g、冬瓜仁 30g；鼻涕带血者,加茜草 10g；口干舌燥者,加麦门冬 15g；大便干结者,加大黄 10g、玄参 10g；头痛重者,加针刺合谷穴、列缺穴,留针 15 分钟；体虚者,加人参 10g、冬虫夏草 1g,并加针刺足三里穴。

【疗效】治疗 86 例,其中术后放疗 + 中药 53 例,5 年生存率 60.4%；单纯放疗 + 中药 24 例,5 年生存率 58.3%；短程化疗 + 放疗 + 中药 9 例,5 年生存率 22.25%。

【来源】张芙蓉,董星河,赵天皎,等.中西医结合治疗上颌窦癌 86 例.医学理论与实践,2000,(7):405

## 🪷 益气养阴解毒方

黄芪 30g　当归 20g　太子参 15g　熟地黄 18g　砂仁 6g　玄参 15g　薏苡仁 30g　制何首乌 30g　枸杞子 15g　女贞子 15g　炒白术 15g　山药 15g　焦山楂 30g　金银花 20g　菊花 20g　连翘 15g　山豆根 15g　板蓝根 12g

【用法】水煎服,每天 2 次,每日 1 剂。

【功效】益气养阴,健脾和胃,清热解毒。

【适应证】**上颌窦癌放疗后（热毒壅盛型）。**症见:牙龈肿痛,口腔溃疡等。

【疗效】治疗 20 例,治愈 5 例,好转 12 例,无效 3 例（疗效标准:自觉症状消失,体质增强为治愈；自觉症状减轻,体质改善为好转；自觉症状无减轻,体质未改善为无效）。

【来源】张芳,于国庆.肿瘤放疗反应的中医中药治疗.河北北方学院学报,2008,(3):43

## 🪷 补阳还五汤加减

黄芪 25g　当归 10g　川芎 10g　赤芍 10g　地龙 10g　桃仁 10g　红花 6g　黄连 10g　黄芩 6g　白花蛇舌草 15g

【用法】水煎服，每天 2 次，每日 1 剂。连续 3 个月为一疗程，坚持用药 3～6 个疗程。

【功效】补气活血化瘀，清热解毒。

【适应证】**上颌窦软组织肉瘤术后。**

【疗效】治疗后 3 年生存 2 例，5 年存活的有 1 例，除 1 例骨肉瘤患者 1 年内死于肺转移外，其余均未发生早期病灶或早期转移情况。

【来源】陈协云，朱镇华，胡革. 中西医结合治疗上颌窦软组织肉瘤（附 5 例报告）. 中西医结合临床，1999，（2）：93

## 泻火解毒养阴生津方

蒲公英 20g　太子参 20g　北沙参 20g　麦门冬 20g　玄参 20g　金银花 15g　连翘 15g　天花粉 15g　枸杞子 15g　制首乌 15g　山豆根 10g　山慈菇 10g　牡丹皮 10g　西洋参 10g　陈皮 10g　升麻 10g

【用法】每日 1 剂，每剂两煎，留汁混合，分 3 次服。服药前用温开水将口腔、鼻咽分泌物冲洗干净，服用时尽量延长药物与黏膜接触时间，缓慢咽下。

【功效】泻火解毒，养阴生津。

【适应证】**上颌窦癌。**

【疗效】药物组全部患者均按期完成放疗计划，对照组因放疗反应较重有 3 例未完成放疗计划。治疗组轻度反应 18 例（58%），中度反应 10 例（32%），重度反应 3 例（10%），明显优于对照组。

【来源】魏岚，王宏，康国庆. 头颈部肿瘤放疗反应的中医中药治疗. 四川中医，2006，24（12）：60

# 第三节　鼻咽癌

鼻咽癌是指发生于鼻咽腔顶部和侧壁的恶性肿瘤，临床常见症状是鼻塞、鼻涕带血、头痛、耳鸣、耳聋、头痛、复视及颈淋巴结肿大等。其病因尚未清楚，可能与遗传、病毒、环境因素及维生素 A 缺乏有关。

本病的诊断要点是：①有血涕、鼻塞、头痛、耳鸣、复视及颈部肿块等症状的患者应首先考虑本病可能。②鼻咽镜检查，可发现鼻咽侧壁或鼻后孔或鼻咽顶等处黏膜表面呈灰白色，粗糙、糜烂或溃疡，或见结节样肿物，斑块状隆起等。③脱落细胞学检查及鼻咽组织病理检查是目前诊断鼻咽癌的主要手段。

中医学中无鼻咽癌病名，但类似中晚期鼻咽癌症状的描述，散见于"鼻衄"、"头痛"、"鼻渊"、"瘰疬"、"上石疽"、"失荣"、"鼻疳"、"控脑砂"等病证中。中医学认为，肺热痰火及肝胆热毒上扰为鼻咽癌发病主要原因。上焦积热，肺气失宣，热甚迫血离经出现鼻衄，继而气血凝滞，津聚为痰，痰热蕴结而成肿块；肝失疏泄，气郁气滞，气滞不能运化水湿，积聚为痰，痰浊凝集而成肿核，肿块；肝气郁滞，郁久化火，灼液为痰，火上扰清阳则烦躁易怒、耳鸣、耳聋、头痛、视物模糊，颈部出现痰核，瘰疬。治疗多以清热益气，化痰养阴、解毒散结立法。

## 🪷 五根汤

白茅根 30g　山豆根 15g　紫草根 30g　薏苡仁根 30g　板蓝根 12g

【用法】水煎服，每天 2 次，每日 1 剂。

【功效】清热散结，化痰养阴。

【适应证】**鼻咽癌放疗初期（肺热伤阴，痰火凝滞型）**。症见：咽干，口渴喜饮，咽喉疼痛，舌淡红或红，苔薄白或黄，脉滑有力。

【临证加减】如口干较甚者，可加太子参 30g、天花粉 15g 等；如口腔黏膜溃破，可用青黛粉调冰片涂局部，有止痛，促进溃疡愈合的作用。

【来源】陈家俊．中医辨证分型配合放疗治疗鼻咽癌的体会．医学理论与实践，1989，(4)：23

## 🪷 连朴饮加减

黄连 9g　厚朴 9g　栀子 9g　淡豆豉 9g　芦根 15g　法半夏 9g　石菖蒲 9g　枳壳 9g　薏苡仁 30g　谷芽 15g　麦芽 15g

【用法】水煎服，每天 2 次，每日 1 剂。治宜中病即止，以妨苦寒碍胃，舌象转常后再据临床脉证施治。

【功效】清热化浊。

【适应证】**鼻咽癌放疗过程中（湿热中阻型）**。症见：口干口苦或口有甜味，纳呆，恶心欲呕，胸闷不畅，舌红苔黄厚腻或厚浊，脉滑数。

【来源】陈家俊．中医辨证分型配合放疗治疗鼻咽癌的体会．医学理论与实践，1989，（4）：23

## 六味地黄汤加减

熟地黄15g 生地黄15g 女贞子15g 旱莲草15g 山茱萸12g
山药15g 牡丹皮9g 泽泻9g 茯苓15g 知母12g 龟板18g

【用法】水煎服，每天2次，每日1剂。本方在放疗结束后可长期间断服，有提高机体免疫机能，防止或延迟复发或转移的作用。

【功效】益肾养阴。

【适应证】**鼻咽癌放疗中后期（肺肾阴亏型）**。症见：形容憔悴，口燥咽干，渴不甚饮，舌痛，手足心热或午后潮热，盗汗，腰膝痠软等，舌红少苔或红绛无苔，或舌面见龟裂，脉细数。

【来源】陈家俊．中医辨证分型配合放疗治疗鼻咽癌的体会．医学理论与实践，1989，（4）：23

## 抗癌9号

八角金盘12g 辛夷12g 苍耳子12g 山慈菇30g 山豆根30g
白花蛇舌草30g 石见穿30g 黄芪30g 丹参15g 赤芍15g

【用法】水煎服，每天2次，每日1剂。30天为一疗程，视病情服完1~3个疗程后改隔日或3日服1剂，持续半年巩固疗效。

【功效】祛邪解毒，化瘀散结。

【适应证】**鼻咽癌**。

【临证加减】阴虚口干者，加北沙参30g、玄参15g、麦门冬30g；气血不足者，加党参30g、当归15g、熟地黄30g、鸡血藤30g；鼻衄者，加三七粉10g、茜草炭10g、血余炭15g；头痛视力模糊或复视者，选加僵蚕10g、蜈蚣3条、全蝎3g、钩藤10g等。

【疗效】治疗53例，其中单纯采用中药治疗6例（Ⅲ期4例，Ⅳ期2

例），5 年生存率 50%；中药加放疗 18 例（Ⅰ期 1 例，Ⅱ期 11 例，Ⅲ期 5 例，Ⅳ期 1 例），5 年生存率 55.56%；中药加放疗加化疗 29 例（Ⅰ期 1 例，Ⅱ期 5 例，Ⅲ期 18 例，Ⅳ期 5 例），5 年生存率 65.52%。

【来源】马吉福. 中医、中西医结合治疗鼻咽癌 53 例. 安徽中医学院学报，1989，（2）：29

## 白花丹汤

白花丹 15g　白术 15g　生南星 15g　生半夏 15g　山慈菇 15g　茯苓 30g　昆布 30g　青皮 12g　党参 24g　老鼠勒 18g　僵蚕 9g

【用法】水煎服，每天 2 次，每日 1 剂。

【功效】祛痰浊，散结聚，和脾胃。

【适应证】**鼻咽癌（痰浊结聚型）**。症见：头痛头重，鼻塞涕多或带血，检查见鼻咽肿块多呈结节状，色较淡，或有分泌物附着，一般颈部多有肿块，且肿块较大，或兼见咳嗽痰多，胸闷，体倦，舌淡红或舌体胖，苔白或白腻，脉弦滑或弦缓。

【疗效】初发组 14 例患者存活期最短者为 10 个月，最长者为 71 个月，平均存活期 32 个月。复发组 10 例患者从复发后用中药治疗至死亡时间最短者为 12 个月，最长者为 38 个月，平均 20.8 个月。

【来源】邱宝珊，王德鉴. 中医药治疗 24 例晚期鼻咽癌的疗效观察. 新中医，1994，（9）：10

## 青马汤

青皮 12g　当归 12g　川芎 12g　马鞭草 30g　生牡蛎 30g　泽兰 30g　昆布 15g　两面针 15g　丹参 15g　五灵脂 15g　红花 9g　三七末（冲服）3g

【用法】水煎服，每天 2 次，每日 1 剂。

【功效】活血破瘀，攻坚散结。

【适应证】**鼻咽癌（气血凝结型）**。症见：头痛甚，耳内胀闷或耳鸣耳聋，鼻涕带血，鼻咽肿块暗红，或有血脉缠绕，触之易出血，颈部或有硬实肿块，并可见胸胁胀痛，口苦口干，舌质红或黯红或有瘀斑，苔白或黄，脉弦细或涩缓。

【来源】邱宝珊，王德鉴．中医药治疗24例晚期鼻咽癌的疗效观察．新中医，1994，(9)：10

## ❀ 黄虎汤

黄藤15g　赤芍15g　玄参15g　草薢15g　地肤子15g　虎杖18g　柴胡9g　牛膝24g　天花粉30g　栀子30g　生牡蛎30g　重楼30g

【用法】水煎服，每天2次，每日1剂。

【功效】苦寒泄热，解毒攻坚。

【适应证】**鼻咽癌（火毒困结型）**。症见：头痛剧烈，痰涕带血较多，污秽腥臭，耳鸣耳聋，或视蒙复视，鼻咽癌肿溃烂，或呈菜花状，或颈部肿块硬实，并可见口干口苦，心烦失眠，舌质红，苔黄，脉弦数或细数。

【来源】邱宝珊，王德鉴．中医药治疗24例晚期鼻咽癌的疗效观察．新中医，1994，(9)：10

## ❀ 散结方

生南星50g　生半夏30g　蜈蚣3条　夏枯草20g　丹参20g　赤芍20g　葛根30g　太子参30g

【用法】用水久煎（持续煎沸达2小时以上），餐后服，每天1剂，每周5~6剂，服至放疗结束。配合放疗。

【功效】化痰散结。

【适应证】**鼻咽癌放疗增效**。

【疗效】治疗27例，放疗剂量为40Gy时，颈部转移性淋巴结全部消失率为74.07%；鼻咽病灶全部消退时的剂量为43.25±8.17Gy。提示可明显提高鼻咽癌的放疗敏感性。

【来源】徐伯平，胡丕丽，黄国贤，等．中药散结方对鼻咽癌放疗增敏的研究．中医研究，2001，(3)：17

## ❀ 普济煎液

黄芩10g　板蓝根30g　牛蒡子15g　射干10g　马勃20g　陈皮

10g 丹参 20g 僵蚕 10g 猫爪草 30g 夏枯草 30g 西洋参 5g 黄芪 30g 女贞子 15g 玄参 20g 生地黄 15g

【用法】经自动煎药机煎煮，每剂分两袋真空包装，每袋 100ml。每次 100ml，每日 2 次，1 个月为一疗程，共 2 个疗程。配合放化疗。

【功效】清热解毒，利咽喉，化痰散瘀，益气阴。

【适应证】**鼻咽癌放疗增效。**

【疗效】治疗 30 例，放疗后 2 年随访情况，局部复发 4 例，远处转移 3 例，死亡 2 例，复发转移率 23.33%。普济煎液能有效降低放、化疗后 VCA - IgA 阳性率、缩短肿瘤消退时间、减轻放、化疗反应、提高机体免疫功能及减少放、化疗后复发转移率。普济煎液配合放、化疗对 EB 病毒感染鼻咽癌患者近期疗效及预后有一定改善作用。

【来源】苏旭春，肖柳珍，刘城林，等. 普济煎液配合放、化疗治疗 EB 病毒感染鼻咽癌 30 例临床观察. 中医药导报，2005，（1）：32

## 🪷 益气活血汤

黄芪 30g 太子参 30g 茯苓 20g 白术 12g 玄参 12g 当归 12g 生地黄 15g 麦门冬 15g 丹参 18g 赤芍 15g 白芍 15g 桃仁 12g 鸡血藤 30g 甘草 6g

【用法】水煎服，每天 2 次，每日 1 剂。配合放疗及三氧治疗。用德国哈斯乐医用三氧治疗系统，采用基本自血疗法，抽出患者静脉血 100ml，然后与 100ml，浓度为 20μg/ml 的医用三氧混合后再回输到患者体内，三氧治疗每 12 次为 1 个疗程，每周 3 次，每次间隔 1~2 天。

【功效】健脾益气，养阴活血。

【适应证】**鼻咽癌放疗增敏（气虚血瘀型）。**

【疗效】治疗 20 例，益气活血汤结合三氧对改善患者的睡眠状况有帮助，有效率为 95%，为放疗期间降低乏氧细胞对放射线的抗拒、减轻毒副作用、改善睡眠、提高治愈率等，提供了重要帮助。

【来源】张涛，闫冰川，张舒音. 研究益气活血中药加三氧对提高鼻咽癌放疗敏感性的作用. 中国医学创新，2012，（1）：9

## 莱石蜂守煎

莱菔子30g　生石膏15g　露蜂房10g　壁虎3g　白芷30g　天花粉15g　枳实12g　黄芩10g　海藻10g　竹沥10g　沉香5g　山慈菇10g

【用法】水煎服，每天2次，每日1剂。

【功效】清肺燥湿，解毒散结。

【适应证】**鼻咽癌（土湿金燥型）**。症见：患者多长期饮食不节，痰涕带血较多，污秽腥臭，耳鸣耳聋，头痛，或视蒙复视，咳嗽痰稠，心烦失眠，口干口苦，小便短赤，大便秘结，舌质红，脉弦滑数，鼻咽肿块溃烂，或呈菜花状，颈部或有硬实肿块。

【来源】杜玉，王昌俊．陈治平治疗鼻咽癌经验．中国中医急症，2012，(11)：1752

## 羚莪郁桃饮

羚羊角3g　莪术10g　郁金15g　桃仁10g　赤芍15g　竹叶心10g　麦门冬30g　天门冬15g　蛇蜕10g　露蜂房10g　海浮石15g

【用法】水煎服，每天2次，每日1剂。

【功效】平肝润肺。

【适应证】**鼻咽癌（木旺金衰型）**。症见：患者多长期受不洁空气、化学物质刺激，鼻涕带血，耳内胀闷或耳鸣耳聋，鼻塞，头痛，或胸胁胀闷，舌质暗红，舌苔白或黄，脉弦细或涩缓，鼻咽肿块暗红，或有血脉缠绕，触之易出血，颈部或有硬实肿块。

【来源】杜玉，王昌俊．陈治平治疗鼻咽癌经验．中国中医急症，2012，(11)：1752

## 鹿附芪甲煎

鹿角胶30g　熟黑附子10g　炙黄芪30g　炮穿山甲15g　五味子10g　补骨脂15g　五倍子6g　法半夏8g　露蜂房10g　壁虎3g　蛇蜕10g

21

【用法】水煎服，每天 2 次，每日 1 剂。

【功效】育阳潜阴。

【适应证】**鼻咽癌（肾阳亏损型）**。症见：患者多禀赋不足、年老体弱或长期情志不遂，鼻塞涕血，耳鸣耳聋，头痛眩晕，复视，自汗或盗汗，腰膝酸软，舌淡红或红，苔少，脉细弱，鼻咽部肿块隆起，色淡红，或血丝缠绕，或脓血涕附着，颈部可扪及恶核。

【来源】杜玉，王昌俊. 陈治平治疗鼻咽癌经验. 中国中医急症，2012，（11）：1752

## 周氏经验方

　　鹅不食草 30g　猫爪草 60g　夏枯草 30g　苍耳草 30g　辛夷 15g
炒薏苡仁 30g　石上柏 30g　山豆根 10g

【用法】水煎服，每天 2 次，每日 1 剂。

【功效】清热解毒，生津润燥，清补气血，健脾和胃，滋补肝肾。

【适应证】**鼻咽癌**。

【临证加减】肺热型加瓜蒌 30g、射干 10g、白芷 10g、炒黄芩 12g、半枝莲 30g、白花蛇舌草 30g、浙贝母 10g；气郁型加野菊花 30g、蛇莓 30g、青皮 10g、陈皮 10g、制香附 10g、炙乳香 10g、炙没药 10g、延胡索 15g；毒热者，加牡丹皮 10g、钩藤 30g、全蝎 3g、鸡血藤 30g、丝瓜络 10g、半枝莲 30g、焦栀子 10g；痰浊内蕴者，加半夏 10g、苍术 10g、苦杏仁 10g、胆南星 9g、猪苓 15g、茯苓 15g；气血双亏者，加黄芪 30g、白术 10g、党参 10g、当归 15g、丹参 30g、鸡血藤 30g、炙甘草 5g。

【来源】申兴勇，周春华，殷洁. 周维顺教授治疗鼻咽癌经验. 长春中医药大学学报，2009，（2）：170

## 参苓白术散加减

　　泡参 30g　山药 30g　黄芪 30g　茯苓 20g　薏苡仁 30g　地龙 20g
白术 10g　桔梗 20g　浙贝 10g　丹参 20g

【用法】水煎服，每天 2 次，每日 1 剂。同时嘱患者适寒温、畅情志，勿过食辛辣燥热之品。

【功效】补肺益脾，祛瘀活血。

【适应证】**鼻咽癌术后放化疗后（肺脾不足型）**。症见：鼻阻塞，流涕，涕中血丝，鼻内干痂，纳食不佳，眠较差，精神差，鼻咽部无新生物，黏膜干燥，舌暗无泽，脉沉涩。

【疗效】治疗1例，患者6诊后未曾复诊，电话随访，得知其涕中无血丝，生活质量得到很大提高。可以正常生活、学习，未复发。

【来源】王俊臻，谢慧，蔡青，等.熊大经教授治疗鼻咽癌放化后验案1例.中医眼耳鼻喉杂志，2012，（1）：47

## 🪷 养阴清热解毒方1

金银花30g 玄参18g 连翘12g 黄芩12g 麦门冬12g 山豆根12g 玉竹12g 天花粉12g

【用法】水煎服，每天2次，每日1剂。

【功效】清热解毒养阴。

【适应证】**鼻咽癌放疗不良反应（热毒炽盛型）**。症见：咽痛，口干，口腔溃疡，舌红，苔黄，多在放疗中出现。

【疗效】治疗198例，显效6例，有效142例，无效50例，总有效率74.71%。

【来源】卢文娜，刘琳.辨证治疗鼻咽癌放疗副反应272例.新中医，2002，（11）：55

## 🪷 养阴清热解毒方2

玄参18g 石斛15g 麦门冬12g 桔梗12g 天花粉12g 生地黄12g 芦根12g

【用法】水煎服，每天2次，每日1剂。

【功效】养阴生津清热。

【适应证】**鼻咽癌放疗不良反应（肺胃阴虚型）**。症见：口干，舌红，少苔或无苔，少津，伴有轻度咽痛，多在放疗结束后出现。

【疗效】治疗74例，有效36例，无效38例，总有效率48.65%。

【来源】卢文娜，刘琳.辨证治疗鼻咽癌放疗副反应272例.新中医，2002，（11）：55

## 🪷 活血抗癌方

丹参 15g　赤芍 15g　生地黄 15g　玄参 15g　麦门冬 15g　黄芩 15g　金银花 15g　菊花 15g　白花蛇舌草 30g　北沙参 30g　太子参 30g　夏枯草 30g　甘草 6g

【用法】每日 1 剂，水煎成汁 300ml，分 6～10 次含服。

【功效】清热解毒，益气生津，活血化瘀。

【适应证】**鼻咽癌放疗后急性口腔炎。**

【临证加减】恶心、呕吐者，加竹茹 30g、法半夏 30g、生姜 2 片；口腔、咽痛者，加射干 15g、川贝母 9g；头痛者，加川芎 10g、石斛 10g。

【疗效】治疗 80 例，显效 18 例，有效 14 例。

【来源】赵平宗. 中药防治鼻咽癌放疗后急性口腔炎 80 例. 中国中医急症，2011，(2)：320

## 🪷 地黄饮子汤

生地黄 12g　熟地黄 10g　党参 15g　黄芪 15～30g　天门冬 12g　麦门冬 12g　枇杷叶 10g　石斛 10g　泽泻 10g　枳壳 10g　甘草 6g

【用法】水煎服，每天 2 次，每日 1 剂。连续服至放疗结束。配合放疗。

【功效】益气养阴，润肺生津。

【适应证】**鼻咽癌。**

【临证加减】鼻塞头痛者，加苍耳子 10g、白芷 10g；鼻衄者，加白茅根 15g、仙鹤草 12g；颈部肿块者，加夏枯草 9g、牡蛎 18g；便秘者，加大黄 6g（后下）；口苦者，加黄芩 9g。

【疗效】治疗 30 例，生活质量变化情况：提高 12 例，稳定 15 例，下降 3 例，提高稳定率 90%。临床证候变化情况：显著改善 14 例，部分改善 15 例，无改善 1 例，总改善率 96.7%。地黄饮子汤辅助放疗对改善患者机体免疫功能有一定作用，有助于提高肿瘤消退速度和完全消退率，提高生活质量，延长生存期。

【来源】杨泽江，邓朝明，邱英和. 地黄饮子汤辅助放疗治疗鼻咽癌 30 例临床观察. 四川中医，2005，(3)：84

## 🌸 扶正解毒方

黄芪30g　鸡血藤30g　葛根20g　玄参20g　山楂15g　桃仁10g　女贞子20g　鸡内金12g　紫河车12g　龟板12g　淫羊藿12g　猫爪草10g　山慈菇10g　天花粉10g　白花蛇舌草20g　半枝莲20g　石上柏20g

【用法】水煎服，每天2次，每日1剂。一般服药至少3～4个月以上。配合放疗。

【功效】扶正解毒生津。

【适应证】**鼻咽癌晚期**。

【疗效】治疗46例，近期疗效：完全缓解26例，部分缓解11例，稳定7例，进展2例，缓解率80.4%；3年存活率：37例，占80.4%；口腔干燥发生情况：5例出现口腔干燥。

【来源】张支农，张剑，陈红云，等．中西医结合治疗晚期鼻咽癌46例总结．湖南中医杂志，2006，（1）：1

# 第四节　喉　癌

喉癌系指发生在会厌喉面以下的喉内部的恶性肿瘤。喉癌的发生与吸烟、有害粉尘的吸入、接触放射线、人乳头状病毒及口腔卫生不良、喉角化症、喉部白斑等喉部慢性病变有关。

本病相当于中医学"喉瘤"、"喉菌"、"喉百叶"等范畴。中医学认为其病因为元气亏虚，过食炙煿，肺经受热，或郁怒伤肝，肝气郁结，气滞痰凝，瘀壅咽喉而成。

## 🌸 附贝蒌汤

浙贝母5g　川贝母5g　鳖甲10g　炒麦芽10g　莱菔子15g　黄芪10g　茯苓20g　生地黄10g　制附子5g　瓜蒌10g　桔梗15g　竹茹10g　百合30g　莲子心10g　柴胡5g　黄芩5g　薄荷10g　生甘草10g

【用法】水煎服，每天 2 次，每日 1 剂。

【功效】滋补肺肾，温阳疏肝，软坚化痰散结。

【适应证】**喉癌根治术后（肺肾气阴两虚，兼有虚寒、肝郁型）**。症见：暗哑，咽中异物感严重，咽痒，痒时必欲咳痰但无痰，口腔时泛白色粉末状物，失眠，心烦，乏力严重，消瘦，畏寒，纳差，便燥，舌淡，苔白厚干，脉沉涩结。

【来源】冯占荣，金东明．金东明教授伍用附贝蒌治喉癌验案．吉林中医药，2011，（1）：57

## 🪷 干氏加减三甲散

三棱 10g　莪术 10g　穿山甲 15g　蝉衣 5g　鳖甲 15g　昆布 10g　海藻 10g　桃仁 5g　红花 5g　落得打 10g

【用法】水煎服，每天 2 次，每日 1 剂。14 天为 1 个疗程。

【功效】破瘀散结开音。

【适应证】**喉癌早期（发音异常者，属气滞血瘀型）**。症见：声音嘶哑，咳嗽痰少，多言后喉中觉痛，痛处不移，胸胁胀闷，舌质紫暗或有瘀点，脉涩。

【疗效】治疗 35 例，3 个疗程后复查。治愈 8 例，显效 14 例，有效 11 例，无效 2 例，愈显率 62.9%，总有效率 94.3%。

【来源】邹浩波，李云英，陈彩凤．干氏加减三甲散治疗喉癌前病变 35 例临床观察．江苏中医药，2012，（5）：37

## 🪷 行气活血方

赤芍 6g　丹参 15g　半枝莲 15g　山慈菇 15g　川贝 10g　瓜蒌仁 10g　木香 10g　郁金 10g　黄药子 10g　生大黄 10g　白花蛇舌草 10g

【用法】水煎服，每天 2 次，每日 1 剂。15 剂为一疗程，服药半年，改为黄药子 10g，1 日 1 剂巩固半年。每疗程复查 1 次。

【功效】利气活血祛瘀。

【适应证】**喉癌晚期（气滞血瘀型）**。症见：声嘶，讲话费力，喉内不适，有异物感，舌质暗滞，脉涩，间接喉镜检查示披裂及假声带肿胀隆起表面不平。

【疗效】存活 8 年以上 2 例，3 年以上 3 例，1 年以上 5 例，1 例服药 3 个疗程症状无缓解。

【来源】薛丽华，何强，印利霞，等. 中药治疗晚期喉癌 11 例. 实用中医药杂志，2002，(8)：12

## 🪷 清热化痰方

瓜蒌 15g　浙贝 15g　法半夏 15g　龙葵 15g　黄芩 15g　生大黄 15g　橘红 10g　半枝莲 10g　重楼 10g　薏苡仁 10g　露蜂房 10g　黄药子 10g　白术 20g

【用法】水煎服，每天 2 次，每日 1 剂。15 剂为一疗程，服药半年，改为黄药子 10g，1 日 1 剂巩固半年。每疗程复查 1 次。

【功效】清热燥湿化痰。

【适应证】**喉癌晚期（痰湿内阻型）**。症见：声嘶，胸闷，痰涎壅盛，吞咽不利，语言难出，舌质胖，苔黄腻，脉数或沉微，间接喉镜检查示会厌、披裂多水肿，有大量分泌物在梨状窝潴留。

【来源】薛丽华，何强，印利霞，等. 中药治疗晚期喉癌 11 例. 实用中医药杂志，2002，(8)：12

## 🪷 益气抗癌方

当归 30g　党参 30g　黄芪 30g　白术 15g　白芍 15g　桂圆肉 15g　鳖甲 10g　露蜂房 10g　延胡索 10g　黄药子 10g　重楼 10g

【用法】水煎服，每天 2 次，每日 1 剂。15 剂为一疗程，可用至半年后复查 1 次。

【功效】益气养血扶正固本。

【适应证】**喉癌晚期（气血两虚型）**。症见：身体消瘦，面白无华，干咳少痰或痰中带血，神倦纳呆，大便不实，面足浮肿，舌淡苔白，脉沉细无力，间接喉镜检查示声门标志不清，肿瘤分布较广。

【临证加减】脾虚腹泻者，加薏苡仁 10g、山药 10g、升麻 10g；痰多不易咳出者，加橘红 15g、竹沥 15g；呕吐黏痰者，加青礞石 30g、海浮石 30g；痰中带血者，加三七 10g、云南白药 10g；口干舌燥者，加北沙参 10g、女贞子 10g、玉竹 10g；疼痛难忍者，加乳香 6g、没药 6g；失眠多梦者，加远志 10g、枣仁 10g。

【疗效】存活 8 年以上 2 例，3 年以上 3 例，1 年以上 5 例，1 例服药 3 个疗程症状无缓解。

【来源】薛丽华，何强，印利霞，等．中药治疗晚期喉癌 11 例．实用中医药杂志，2002，（8）：12

## ❀ 清咽利膈散

金银花 15g　连翘 15g　栀子 15g　黄芩 10g　黄连 5g　玄参 15g
生大黄 10g　山豆根 10g　锦灯笼 15g　半枝莲 15g　白花蛇舌草 15g
猫人参 15g　蒲公英 15g　冬凌草 10g　生甘草 6g

【用法】水煎服，每天 2 次，每日 1 剂。

【功效】清热降火，散结利咽。

【适应证】**喉癌（肺胃积热型）**。症见：声音嘶哑，咽喉肿痛，喉部异物感，吞咽不利，咳嗽，咳痰，痰中带血，恶心厌食，小便黄赤，大便坚涩，舌绛苔黄，脉洪数。

【来源】周维顺，谢长生．略论喉癌的诊治原则．浙江中医学院学报，1998，（6）：29

## ❀ 丹栀逍遥散

牡丹皮 15g　栀子 15g　当归 10g　赤芍 10g　白芍 10g　柴胡 10g
茯苓 15g　半枝莲 15g　白花蛇舌草 15g　生甘草 5g　山豆根 10g　蒲公英 15g　开金锁 10g　冬凌草 10g　生黄芪 15g　女贞子 10g　薏苡仁 15g

【用法】水煎服，每天 2 次，每日 1 剂。

【功效】疏肝解郁，清泻肝火。

【适应证】**喉癌（肝气郁结型）**。症见：喉部不适，有异物感，声音嘶哑，口苦咽干，吞咽不利，头晕目眩，胸胁胀痛，舌燥，苔薄黄，脉弦。

【来源】周维顺，谢长生．略论喉癌的诊治原则．浙江中医学院学报，1998，（6）：29

## 金柴饮

知母10g　黄柏8g　生地黄15g　熟地黄15g　牡丹皮15g　山茱萸15g　柴胡10g　蒲公英15g　冬凌草10g　赤芍10g　白芍10g　青皮6g　陈皮5g　炙甘草5g　山豆根10g　半枝莲15g　藏青果10g　开金锁15g　猫人参15g　猫爪草15g　浙贝母15g　女贞子10g　薏苡仁15g

【用法】水煎服，每天2次，每日1剂。

【功效】滋肾培元，解郁清热。

【适应证】**喉癌（肾虚内热型）**。症见：声哑失音，喉部溃烂作痛，纳减，痛连耳窍，痰涎壅盛，五心烦热，苔厚腻，脉沉数。

【来源】周维顺，谢长生．略论喉癌的诊治原则．浙江中医学院学报，1998，（6）：29

## 益气养阴解毒方

黄芪30g　当归20g　太子参15g　熟地黄18g　砂仁6g　玄参15g　薏苡仁30g　制何首乌30g　枸杞子15g　女贞子15g　炒白术15g　山药15g　焦山楂30g　蝉蜕10g　胖大海10g　马勃10g　射干10g　桔梗10g　甘草6g

【用法】水煎服，每天2次，每日1剂。

【功效】益气养阴，健脾和胃，清热解毒。

【适应证】**喉癌放疗后出现颈部皮肤水肿者。**

【疗效】治疗20例，治愈5例，好转12例，无效3例。疗效标准：自觉症状消失，体质增强为治愈；自觉症状减轻，体质改善为好转；自觉症状无减轻，体质未改善为无效。

【来源】张芳，于国庆．肿瘤放疗反应的中医中药治疗．河北北方学院学报，2008，（3）：43

## 清喉利咽汤

百合 30g  白茅根 15g  玄参 15g  金银花 30g  车前草 30g  野菊花 20g  牡丹皮 10g  玉蝴蝶 6g  黄芩 10g  土贝母 10g  僵蚕 10g

【用法】水煎服，每天 2 次，每日 1 剂。

【功效】益气养阴，清热利咽。

【适应证】**喉癌早期（肺肾阴虚，痰瘀阻滞型）**。症见：咽喉刺痛，吞咽、讲话后加重，口燥咽干，咽异物及灼热感，时有咳嗽，少痰，腰膝酸软，盗汗，舌质红，少苔，脉细。检查示左声带后缘可见绿豆大小白色肿物。

【来源】刘静，李蕾，赵文明. 李淑良治疗喉癌前病变经验介绍. 世界中医药，2011，(1)：35

## 加味逍遥散

牡丹皮 10g  栀子 10g  赤芍 10g  白芍 10g  柴胡 10g  郁金 10g  丹参 10g  橘核 10g  荔枝核 10g  白花蛇舌草 10g  半枝莲 10g  薏苡仁 30g  黄精 15g  百合 15g  玉竹 15g  竹茹 10g  车前草 30g  炒扁豆 15g  莲子肉 15g  甘草 6g

【用法】水煎服，每天 2 次，每日 1 剂。

【功效】疏肝理气，化痰散瘀。

【适应证】**喉癌早期（喉乳头瘤）（肝郁气滞，痰凝血瘀型）**。症见：声音嘶哑，咽干明显，晨起有痰，舌质暗红，舌苔薄白，局部剥落，脉弦略滑。

【来源】刘静，李蕾，赵文明. 李淑良治疗喉癌前病变经验介绍. 世界中医药，2011，(1)：35

## 吹喉消肿散

硼砂  玉丹  黄柏  雄黄  蒲黄  白芷  冰片  甘草  薄荷（各等份）

【用法】先把雄黄末研至极细；加入玉丹、白芷同研，研至无声；再加入硼砂粉末同研；研细后，再加入黄柏末，蒲黄末，甘草末，薄荷末同研；最后加入冰片，研至极细、无声为度。每 2 小时吹 1 次药粉于喉头。

【功效】散风，泄火，化痰。

【适应证】**喉癌（痰浊交阻，风火相煽型）**。症见：形瘦，肤色黧黑，面容憔悴，气逆作咳，纳食作呛，嗓音嘶哑，舌质红，苔黄腻，咽喉充血肿胀呈紫红色，脉象弦数。

【疗效】治疗 1 例并治愈。

【来源】黄冕群，黄莘农．治愈喉癌一例．江苏中医，1959，（11）：24

# 第五节　舌　癌

舌癌是指发生于舌前 2/3 游动部的恶性肿瘤。舌癌的发病与牙的残根或残冠、锐利的牙尖等长期刺激、口腔卫生不良、长期过度嗜烟酒以及营养和代谢障碍等因素有关。此外，遗传、机体易感性、放射线、舌黏膜长期溃疡、白斑与外伤，可致上皮增生，也与舌癌的发生有关。

本病的诊断要点是：①舌体肿块。②活体病理组织检查。

本病属于中医学"舌疳"、"舌菌"、"舌岩"等范畴，中医学认为舌本属心，心脉系于舌根，舌边属脾，脾脉络于舌旁。故本病的病因病机为情志不遂，心绪烦扰则生火，致心火炽盛。思虑过度则伤脾，脾气郁结，日久化火。心脾郁火循经上行于舌，灼津成痰，阻塞经络，痰瘀互结而成本病。

## ❀ 加味黄连解毒汤

黄连 12g　黄芩 12g　木通 12g　山豆根 15g　山慈菇 15g　僵蚕 15g　生地黄 20g　竹叶 10g　白花蛇舌草 30g　壁虎 5 条　冰片 6g　甘草 9g

【用法】水煎服，每天 2 次，每日 1 剂。患者坚持连续服药半年以上。

【功效】清心化痰，泻火解毒，软坚散结。

【适应证】**舌癌**。

【临证加减】若舌体肿痛者，加露蜂房 12g、䗪虫 12g；舌体溃烂、痰多者，加浙贝 15g、瓜蒌皮 15g、天花粉 15g；体虚纳少者，加黄芪 30g、党参 30g；肝肾阴虚者，加女贞子 15g、旱莲草 30g；气滞血瘀者，加三七 10g、丹参30g、赤芍12g；瘀毒化热明显者，加蒲公英30g、蜈蚣5条、栀子12g、先煎犀角2g（或先煎水牛角50g）。

【疗效】治疗30例，临床治愈5例，有效20例，无效5例，总有效率83.3%。

【来源】邹晓东，王永林．加味黄连解毒汤治疗舌癌30例．陕西中医，2002，（12）：1078

## 散结抗癌方

白花蛇舌草15g　土茯苓30g　拳参9g　栀子10g　黄芩10g　龙胆草6g　黄柏10g　生石膏30g　黄连10g　玄参15g　金银花30g　川贝母6g（研末冲服）　生甘草15g

【用法】水煎服，每天2次，每日1剂。局部治疗：珠黄散外撒患处，每日1至2次。赴涎散（黄连，冰片，蟾酥，珍珠粉）外撒患处，每日1次。

【功效】清火解毒，化痰散结。

【适应证】**舌癌（心脾火毒型）**。症见：舌部肿物如豆，坚硬或有糜烂，溃疡凹陷较深，腐臭，疼痛剧烈，伴有心烦，易怒，口渴，舌质红，舌苔黄，脉弦略数。

【来源】王玉章．舌癌辨治．北京中医杂志，1993，（4）：63

## 健脾抗癌方

茯苓15g　白术10g　党参30g　黄芪30g　当归15g　赤芍15g　生地黄15g　玄参15g　川贝母6g（研末冲服）　白花蛇舌草15g　土茯苓30g　拳参9g　生甘草15g

【用法】水煎服，每天2次，每日1剂。局部治疗：山豆根、草河车、花粉各等份，水煎漱口，每日数次。云南白药，外撒于溃烂及出血创面，每日1至2次。

【功效】调补气血，软坚散结。

【适应证】**舌癌（气血两虚型）**。症见：病程日久，舌部硬结溃烂，甚则翻花出血，剧痛难忍，周身倦怠乏力，心悸，气短，饮食不下，羸瘦，面色萎黄，唇舌淡白，脉沉细无力。

【来源】王玉章. 舌癌辨治. 北京中医杂志，1993，（4）：63

## 养阴抗癌方

生地黄 25g 玄参 20g 麦门冬 15g 黄柏 10g 白花蛇舌草 15g
土茯苓 30g 拳参 9g 川贝母 6g（研末冲服）

【用法】水煎服，每天 2 次，每日 1 剂。局部治疗：山豆根、草河车、花
粉各等份，水煎漱口，每日数次。云南白药，外撒于溃烂及出血创面，每日 1
至 2 次。

【功效】滋阴清热，解毒散结。

【适应证】**舌癌（阴虚毒炽型）**。症见：舌部肿块坚硬溃烂，疼痛难忍，
出血鲜红，伴口干颧红，盗汗，遗精，腰膝酸软，舌红少苔，脉细数。

【来源】王玉章. 舌癌辨治. 北京中医杂志，1993，（4）：63

## 活血抗癌方

白花蛇舌草 30g 夏枯草 24g 连翘 24g 茯苓 15g 苍术 9g 陈
皮 9g 半夏 9g 莪术 9g 赤芍 15g 柴胡 6g 香附 9g 焦山楂 12g

【用法】水煎服，每天 2 次，每日 1 剂。

【功效】清热解毒，除湿化浊，行气活血，祛瘀消瘤。

【适应证】**舌癌**。症见：面色萎黄，张口困难，舌体仅能伸出唇边，口腔
有特异的臭味，舌质紫暗，苔白，脉沉。

【疗效】治疗 1 例，患者生存 25 个月。

【来源】罗国钧. 中医治疗舌癌一例纪实. 山西中医，1989，（1）：24

## 甘露扶正汤

天门冬 10g 枇杷叶 10g 黄芩 9g 麦门冬 12g 石斛 10g 芦根
15g 生地黄 12g 熟地黄 12g 枳壳 10g 茵陈 9g 夏枯草 12g 女贞
子 15g

【用法】水煎服，每天 2 次，每日 1 剂。

【功效】清肺胃热，解毒消肿。

【适应证】**舌癌辅助治疗**。

【临证加减】发热者，加石膏 30g、知母 10g；咽喉肿痛甚者，加金银花 15g、射干 10g；出血者，加仙鹤草 30g、白茅根 30g；咳嗽多痰者，加桑白皮 12g、半夏 12g；气喘者，加苦杏仁 10g、苏子 10g；气虚者，加太子参 30g、黄芪 30g；头痛者，加钩藤 12g、蔓荆子 10g；便秘者，加大黄 9g；便溏者，加薏苡仁 30g、苍术 12g；骨痛者，加牛膝 12g、续断 15g。

【疗效】治疗化疗引致口腔溃疡的中晚期恶性肿瘤患者 50 例，在选择不同的化疗方案和化疗药物治疗时，应用甘露扶正汤 7 天为 1 个疗程，2 个疗程后评价疗效。结果总有效率 88%。

【来源】黄智芬. 甘露扶正汤. 广西中医药，2006，(3)：27

## 🪷 枳金汤

枳实 9g 郁金 9g 延胡索 9g 牡丹皮 9g 鸡内金 4g 红花 4g 重楼 12g 金银花 12g 党参 12g 土茯苓 24g 白术 10g

【用法】水煎服，每天 2 次，每日 1 剂。

【功效】理气解郁，活血化瘀。

【适应证】舌癌。

【临证加减】肿块硬结者，加黄药子、莪术、三棱、露蜂房各 10g；血瘀气滞者，加郁金 10g。

【来源】潘敏求，黎月恒. 肿瘤特色方药. 北京：人民卫生出版社，2006：29

## 🪷 慈菇甲珠汤

山慈菇 10g 穿山甲（先煎）10g 黄芪 30g 当归 15g 党参 15g 川芎 12g 丹参 20g 半枝莲 15g 三七 6g 藕节 10g 陈皮 15g 金银花 15g 连翘 12g 蒲公英 12g 黄连 10g 砂仁 6g 鸡内金 10g 菟丝子 10g 枸杞子 10g 甘草 3g

【用法】水煎服，每天 2 次，每日 1 剂。

【功效】益气活血，解毒散结。

【适应证】舌癌。

【来源】潘敏求，黎月恒. 肿瘤特色方药. 北京：人民卫生出版社，2006：31

## 🪷 龙蛇点舌汤

白花蛇舌草 30g　龙葵 15g　生牡蛎 12g　野菊花 9g　蒲公英 9g
海藻 9g　浙贝 9g　车前子 6g　生大黄 9g

【用法】水煎服，每天 2 次，每日 1 剂。

【功效】清心泻火，解毒散结。

【适应证】舌癌。

【临症加减】热毒甚者，加半边莲、蚤休、马勃。

【来源】潘敏求，黎月恒. 肿瘤特色方药. 人民卫生出版社，2006：28

## 🪷 龙葵豆根汤

龙葵 30g　山豆根 20g　山慈菇 20g　白花蛇舌草 20g　土贝母 20g
半枝莲 20g　蚤休 10g　木芙蓉 10g　王不留行 10g

【用法】水煎服，每天 2 次，每日 1 剂。

【功效】清热解毒散结。

【适应证】舌癌。

【临证加减】舌缘赤烂者，加生地、金银花、蒲公英、龙胆草、白茅根。

【来源】潘敏之，黎月恒. 肿瘤特色方药. 北京：人民卫生出版社，2006：29

# 第六节　扁桃体癌

扁桃体癌是发生在扁桃体的恶性肿瘤，也是口咽部最常见的恶性肿瘤。好发于扁桃体窝上部，大多呈外生型并形成溃疡，少数亦可呈结节状。本病病因目前尚不清楚，一般认为与吸烟、接触有害粉尘及口腔卫生欠佳有关。

本病诊断要点：①对于咽部异物感，疼痛或原因不明的颈上部淋巴结肿大，进行性加重，经对症治疗无效者，应做口咽检查。②喉镜检查常可见扁桃体肿大色紫，似冰榴状，及周围有表浅溃疡，表面覆以灰黄色假膜。③活体组织细胞病理检查可以确诊。

本病属于中医学"喉菌"、"喉痈"和"喉疳"等范畴。中医学认为本病多因心胃伏火，痰毒夹火上冲咽喉，或郁怒忧思致气滞血凝，或肝肾虚亏，虚火上炎熏灼咽喉所致。治疗多以解毒散结，清热培本为主。

## 🪷 解毒活血方

青黛 9g　马勃 15g　射干 12g　党参 15g　细辛 9g　鸡血藤 12g　山豆根 15g　黄柏 9g　半枝莲 15g　红花 6g　茜草 9g　白芷 12g

【用法】水煎服，每天 2 次，每日 1 剂。配合化疗。

【功效】清热解毒，扶正培本。

【适应证】**扁桃体癌。**

【疗效】治愈。

【来源】谢斌午.中西结合治疗扁桃体癌一例报告.重庆医药，1978，（4）：51

## 🪷 参芪放后方

党参 30g　黄芪 30g　茯苓 30g　山药 30g　白花蛇舌草 30g　半枝莲 30g　葛根 30g　白术 0g　薏苡仁 50g　陈皮 6g　重楼 20g　石菖蒲 10g　钩藤 15g　白蒺藜 10g　僵蚕 10g　全蝎 5g　三七 5g　甘草 5g　知母 15g

【用法】水煎服，早晚各服 1 次，每日 1 剂，35～38 天为一疗程。

【功效】养阴清热，益气活血。

【适应证】**扁桃体癌。**

【疗效】早期可减轻口咽黏膜反应、口干程度、颈部放射性皮炎程度，晚期可使放射后遗症如张口度较好，颈部肌肉硬化程度减轻。

【来源】胡岳然，王耀邦，吴超权，等.中药参芪放后方防治头颈部肿瘤放射毒副反应疗效观察.中国肿瘤临床与康复，2005，12（2）：167

## 🪷 泻火解毒养阴生津方

蒲公英 20g　太子参 20g　北沙参 20g　麦门冬 20g　玄参 20g　金银花 15g　连翘 15g　天花粉 15g　枸杞子 15g　制首乌 15g　山豆根 10g　山慈菇 10g　牡丹皮 10g　西洋参 10g　陈皮 10g　升麻 10g

【用法】每日 1 剂，每剂两煎，留汁混合，分 3 次服。服药前用温开水将口腔、鼻咽分泌物冲洗干净，服用时尽量延长药物与黏膜接触时间，缓慢咽下。

【功效】泻火解毒，养阴生津。

【适应证】**扁桃体癌**。

【疗效】药物组全部患者均按期完成放疗计划，对照组因放疗反应较重有3例未完成放疗计划。治疗组轻度反应18例（58%），中度反应10例（32%），重度反应3例（10%），明显优于对照组。

【来源】魏岚，王宏，康国庆. 头颈部肿瘤放疗反应的中医中药治疗. 四川中医，2006，24（12）：60

# 第七节 甲状腺癌

甲状腺癌是发生于甲状腺腺体的恶性肿瘤，好发于40岁以下的女性，男女之比为1：2。本病病因尚不明确，一般认为服同位素碘、低碘饮食、致甲状腺肿物质或放射线外照射以及甲状腺部分切除等因素综合作用，则易诱发甲状腺癌。

本病的诊断要点是：①查甲状腺肿块大小、形状、硬度、边界、表面、活动度，及颈部淋巴结、锁骨上淋巴结肿大情况等。②X射线颈部软组织正侧位摄片，放射性同位素甲状腺扫描，约50%左右的患者显示碘缺损区（冷结节）。③放射免疫法测定血清降钙素可用以诊断髓样癌。④结合超声波探测，活体组织病理检查可以确诊。

本病属于中医学"瘿瘤"范畴。中医学认为本病多因情志不舒，肝郁气滞，痰湿凝聚所致。肝郁不舒，脾失健运，痰湿凝聚，随肝气上逆凝结于颈部；痰湿凝聚，气滞血瘀则瘿肿如石；阻于气道则声嘶气粗。若郁久化火，灼伤阴津则见烦躁、心悸、多汗。若病程日久则耗精伤血，气血双亏。

## 🪷 滋阴健脾方

党参30g 黄芪30g 熟地黄20g 茯苓20g 夏枯草20g 当归15g 白术15g 青皮15g 郁金15g 甘草6g

【用法】水煎服，每天 2 次，每日 1 剂。3 个月一疗程。

【功效】健脾益气养血。

【适应证】**甲状腺癌术后（气血两亏型）**。症见：胸闷憋气，心悸气短，肢倦乏力，精神不振，纳呆食少，舌质暗淡，苔少，脉沉细无力或细涩。

【疗效】45 例全部痊愈出院，1 例术后 3 个月发现对侧淋巴结转移再次手术，其余病例半年内未见复发转移。获随访 3 年以上 26 例，均存活，最长者已存活 10 年，未见复发转移。

【来源】李玉英，谢建兴，王玺坤. 中西医结合治疗甲状腺癌 45 例疗效观察. 新中医，2001，(9)：39

## 🌸 养阴清热方

麦门冬 15g　玄参 15g　女贞子 15g　旱莲草 15g　生地黄 15g　青皮 15g　郁金 15g　五味子 10g　黄精 20g　夏枯草 20g　三棱 10g

【用法】水煎服，每天 2 次，每日 1 剂。3 个月一疗程。

【功效】养阴清热，祛除余毒。

【适应证】**甲状腺癌术后（心肾阴虚型）**。症见：心悸气短，全身乏力，自汗盗汗，精神萎靡，口干咽燥，五心烦热，头晕目眩，吞咽不利，胸闷气憋，形体消瘦，舌红，苔少，脉沉细略数。

【来源】李玉英，谢建兴，王玺坤. 中西医结合治疗甲状腺 45 例疗效观察. 新中医，2001，(9)：39

## 🌸 一贯煎加减

北沙参 30g　麦门冬 15g　生地黄 15g　玄参 15g　白芍 10g　生牡蛎 30g　当归 10g　夜交藤 30g　酸枣仁 15g　炙远志 6g　太子参 15g　黄芪 30g　制首乌 15g　茯苓 15g　莲子心 6g

【用法】水煎服，每天 2 次，每日 1 剂。

【功效】滋阴潜阳，补气益血，养心宁神。

【适应证】**甲状腺癌术后**。症见：情绪激动，心悸易惊，烦躁多行，声音嘶哑，全身乏力，食少纳差，胸闷气短。

【来源】倪森邦. 中西医结合治疗甲状腺癌体会. 深圳中西医结合杂志，2002，

（5）：294

## 解毒抗癌方

金银花 20g　半枝莲 30g　凤尾草 20g　黄药子 6g　一枝黄花 15g
苦参 9g　虎杖 15g　功劳叶 20g　延胡索 10g　炙黄芪 15g　生大黄 6g

【用法】水煎服，每天 2 次，每日 1 剂。

【功效】解毒抗癌。

【适应证】甲状腺髓样癌术后复发。

【疗效】1 例已存活 9 年余，另 1 例存活 6 年余，均能从事正常工作。

【来源】朱长生. 中药治疗晚期甲状腺癌两例. 上海中医药杂志，1982，（4）：16

## 扶正散结抗癌方

知母 12g　生地黄 12g　牡丹皮 9g　玄参 30g　山慈菇 15g　蛇六
谷 30g　莪术 12g　夏枯草 12g　炙鳖甲 12g　柴胡 9g　白芍 12g　生黄
芪 15g　丹参 9g

【用法】水煎服，每天 2 次，每日 1 剂。忌食鸡肉和海鲜制品。

【功效】清热解毒，益气养阴，软坚散结。

【适应证】甲状腺癌（气阴两亏，邪毒瘀结型）。症见：乏力，潮热时
作，汗出，面色潮红，偶有心悸气短，舌质红，有瘀斑，苔少，脉沉细无力。

【疗效】治疗 6 个月后复诊，查颈前肿块明显缩小，复查 B 超示病变范围
较前明显缩小。甲状腺功能示 FT3、FT4、TSH 均在正常范围。

【来源】赵晓珍. 右侧甲状腺癌术后左侧巨大结节性甲状腺肿大验案 1 则. 上海中
医药杂志，2010，（10）：26

## 小柴胡汤加减

柴胡 12g　黄芩 12g　浙贝母 12g　玄参 12g　黄药子 8g　鳖甲
（先煎）30g　海浮石 30g　瓜蒌 30g　土贝母 15g　猫爪草 15g　连翘
15g　夏枯草 20g　甘草 6g

【用法】水煎服，每天 2 次，每日 1 剂。

【功效】疏利少阳，清化痰热，解毒抗癌。

【适应证】**甲状腺癌术后复发（痰热成毒，壅滞少阳型）**。症见：精神体质尚可，面部浮肿，颈部酸痛，颈部肿块质硬，有压痛，睡眠差，口苦，大小便调，舌有齿痕，苔白，脉弦数。

【来源】张炜，张鹏．王三虎教授运用小柴胡汤治疗甲状腺癌的经验介绍．新中医，2011，（2）：165

## 🪷 消瘰丸加味

　　生牡蛎（先煎）30g　　玄参24g　　浙贝母（先煎）15g　　夏枯草15g　　海藻15g　　昆布15g　　党参15g　　鳖甲（先煎）15g　　连翘12g　　山茱萸12g

【用法】水煎服，每天2次，每日1剂。

【功效】养阴清热，化痰散结。

【适应证】**晚期甲状腺乳头状癌。**

【临证加减】热盛者，加牛蒡子12g、板蓝根15g；气虚者，加北黄芪15g、党参15g、茯苓15g。

【来源】潘敏求，黎月恒．肿瘤特色方药．北京：人民卫生出版社，2006：62

## 🪷 化瘀散结方

　　白花蛇舌草30g　　黄药子10g　　赤芍10g　　千年健15g　　青木香7g　　全瓜蒌30g　　夏枯草10g　　浙贝母10g　　炮穿山甲10g　　生牡蛎15g　　海藻12g　　玄参15g　　北沙参30g　　麦门冬10g

【用法】水煎服，每天2次，每日1剂。

【功效】解毒化瘀，软坚散结。

【适应证】**甲状腺癌晚期（阴虚火旺，痰毒瘀阻型）**。症见：声音嘶哑，咽喉胸脘灼热，多食易饥，食后多汗，舌质红，舌中呈裂纹，舌苔薄黄，脉弦滑数。

【疗效】服用3剂后，症状明显减轻。继用原方15剂后肿块消失，诸症皆平。嘱每年立春后只需服原方6剂以防复发。随访4年病情稳定。

【来源】王执明．白花蛇舌草治疗晚期甲状腺癌．中医杂志，2009，（12）：79

## 周氏疏肝散结方

柴胡 12g　芍药 12g　枳实 12g　炙甘草 6g　蒲公英 30g　猫人参 30g　天葵子 15g　黄药子 12g　猪苓 15g　茯苓 15g　生薏苡仁 30g　炒薏苡仁 30g　灵芝 30g　焦山楂 15g　鸡内金 12g

【用法】水煎服，每天 2 次，每日 1 剂。

【功效】疏肝理气，消瘿散结。

【适应证】甲状腺癌（肝气郁结型）。

【来源】吴敏华，陈亚男，刘艳清．周维顺主任医师治疗甲状腺癌经验．河南中医，2007，（2）：22

## 周氏健脾散结方

半枝莲 30g　白花蛇舌草 30g　蒲公英 30g　山海螺 30g　黄药子 12g　苍术 12g　白术 12g　党参 12g　茯苓 12g　灵芝 30g　生薏苡仁 30g　炒薏苡仁 30g　浙贝母 12g　胆南星 6g　天竺黄 6g　法半夏 12g　瓜蒌皮 30g　佛手片 12g　鸡内金 12g

【用法】水煎服，每天 2 次，每日 1 剂。

【功效】健脾理气，化痰散结。

【适应证】甲状腺癌（痰湿凝结型）。

【来源】吴敏华，陈亚男，刘艳清．周维顺主任医师治疗甲状腺癌经验．河南中医，2007，（2）：22

## 周氏化痰散结方

半枝莲 30g　白花蛇舌草 30g　山豆根 6g　海藻 15g　黄药子 12g　法半夏 12g　天竺黄 6g　胆南星 12g　花槟榔 9g　枳壳 12g　郁金 9g　丹参 30g　川芎 12g　莪术 12g　王不留行 12g　炙鳖甲 30g　灵芝 30g　生薏苡仁 30g　炒薏苡仁 30g　炒谷芽 15g　炒麦芽 15g

【用法】水煎服，每天 2 次，每日 1 剂。

【功效】理气化痰，散瘀破结。

【适应证】甲状腺癌（痰瘀互结型）。

【来源】吴敏华，陈亚男，刘艳清．周维顺主任医师治疗甲状腺癌经验．河南中医，2007，（2）：22

## 周氏滋阴降火方

黄柏12g　知母12g　炒黄芩12g　麦门冬9g　北沙参9g　葛根12g　枸杞子15g　猪苓15g　茯苓15g　半枝莲30g　白花蛇舌草30g　黄药子12g　炙鳖甲30g　法半夏12g　广木香6g　大枣20g　生甘草10g

【用法】水煎服，每天2次，每日1剂。

【功效】滋阴降火，软坚散结。

【适应证】甲状腺癌（阴虚内热型）。

【来源】吴敏华，陈亚男，刘艳清．周维顺主任医师治疗甲状腺癌经验．河南中医，2007，（2）：22

## 归芪昆藻汤

当归12g　生地黄12g　青皮12g　黄芪30g　昆布30g　海藻30g　夏枯草30g　白芍15g　穿山甲15g　芦荟9g　天南星9g　龙胆草9g

【用法】水煎服，每天2次，每日1剂。

【功效】益气养阴，解毒散结。

【适应证】甲状腺癌。

【来源】潘敏求，黎月恒．肿瘤特色方药．北京：人民卫生出版社，2006：62

第二章

# 胸部肿瘤

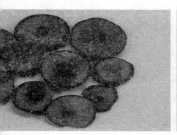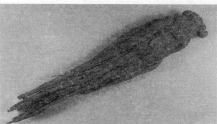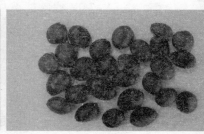

# 第一节 肺 癌

原发性支气管肺癌是世界上最常见的恶性肿瘤，是严重危害人类健康的恶性肿瘤之一，对人类生命健康危害极大，发病率在多数国家都有明显增高的趋势，每年发病患者数达 130 万人左右。在我国许多地区肺癌亦呈增长趋势，1990 年全国肿瘤死亡抽样调查表明，占城市居民男性恶性肿瘤死亡的 38.08%，女性为 16.16%，均居首位。肺癌的发病率自 40 岁以后迅速上升，70 岁达高峰，之后略有下降，男女比例约为 2.13：1。在 20 世纪各类恶性肿瘤中发病率、死亡率增长最快，在发病率增长迅速的城市，肺癌发病率曲线呈线形增长，即发病年龄提前 5～10 岁。肿瘤发病的主要危险因素是吸烟与环境污染，饮食习惯对其发病也有一定影响。

本病的诊断要点是：①刺激性咳嗽、干咳或白色泡沫痰、痰中带血点或血丝。②胸闷、哮喘、气促。③局限性哮鸣音，局限性肺气肿或肺不张的体征。④X 线胸部平片：见肺内有密度均匀，边缘不整或分叶肿块、或肺内有圆形或椭圆形边缘有切迹或毛刺阴影，有时可见到局部肺气肿、肺不张等。⑤痰细胞学检查找到癌细胞。⑥支气管镜检查窥见癌源病变。

本病属于中医学"肺积"、"息贲"、"咳嗽"、"肿痛"等范畴，是由于正气虚弱，阴阳失调，邪毒乘虚入肺，邪滞于肺，导致肺脏功能失调，肺气敛郁，宣降失司，气机不利，血行瘀滞，津液失于输布，津聚为痰，痰凝气滞，瘀阻络脉，于是瘀毒胶结，日久形成肺部积块。因此，肺癌是因虚而得病，因虚而致实，是一种全身属虚，局部属实的疾病。肺癌的虚以阴虚、气阴两虚为多见，实则不外乎气滞、血瘀、痰凝、毒聚之病理变化。其病位在肺，但肝主疏泄，脾主运化水湿，肾主水之蒸化，故与肝、脾、肾关系密切。扶正祛邪、标本兼治是治疗肺癌的基本原则。本病整体属虚，局部属实，正虚为本，邪实为标。肺癌早期，以邪实为主，治当行气活血、化瘀软坚和清热化痰、利湿解毒；肺癌晚期，以正虚为主，治宜扶正祛邪，分别采用养阴清热、解毒散结及益气养阴、清化痰热等法。由于肺癌患者正气内虚，抗癌能力低下，虚损情况突出，因此，在治疗中要始终固护正气，保护胃气。

## 肺积方

生黄芪15g　北沙参30g　麦门冬　天门冬各12g　茯苓15g　石上柏　石见穿各30g　鱼腥草15g

【用法】水煎服，每天2次，每日1剂。

【功效】益气养阴，清热解毒，消肿散结。

【适应证】**中晚期非小细胞肺癌（气阴两虚证）。**

【疗效】以本方联合化疗治疗中晚期非小细胞肺癌31例，其中治疗前有瘤灶者23例，结果部分缓解4例，稳定10例，进展9例，治疗后咳嗽、气急、低热、胸痛、神疲乏力、口干咽燥症状有明显改善；痰中带血、自汗、盗汗症状无显著好转。

【来源】田静，吴海良，施志明. 肺积方治疗中晚期非小细胞肺癌临床研究. 浙江中西医结合杂志. 2006年，16（4）：201－202

## 肺康方

野荞麦根15g　白毛藤15g　干蟾皮5g　半夏10g　制南星10g
郁金15g　莪术10g　薏苡仁15g　茯苓15g　仙鹤草15g

【用法】水煎服，每天2次，每日1剂。

【功效】化痰，散瘀，解毒。

【适应证】**中晚期非小细胞肺癌。**

【临证加减】气虚者加黄芪30g、党参15g；阴虚者，加北沙参15g、麦门冬15g、山海螺15g；气急者，加炙麻黄12g、苏子10g、葶苈子10g；咳甚者，加前胡10g、百部10g、紫菀10g；咳血者，加三七10g、花蕊石15g、黛蛤散15g；胸痛者，加徐长卿15g、延胡索15g、全蝎10g。

【疗效】以本方治疗肺癌63例，其中鳞癌32例，腺癌25例，未分化癌6例，临床分期：Ⅰ期7例，Ⅲ期31例，Ⅳ期25例。结果显示：肺康方对患者瘤体变化部分缓解、稳定、恶化率分别为3.2%、69.84%、26.98%；对咳嗽、咳痰、咯血、气急等症状缓解率高于单纯化疗组；对患者生存质量变化，KPS积分上升、稳定、下降率分别为22.22%、65.08%和12.7%，随访56例，0.5、1、2、3年累计生存率及中位生存期，分别为83.87%、53.37%、33.47%、18.17%和11个月。

【来源】孙大兴，裴维焰，赵树珍．肺康方治疗中晚期非小细胞肺癌疗效分析．中医药学报，2002，30（2）：49－50

## 扶正煎

百合 30g　生、熟地黄各 15g　玄参 15g　当归 10g　麦门冬 20g　白芍 15g　北沙参 15g　黄芪 30g　女贞子 15g　重楼 30g　白花蛇舌草 30g　鱼腥草 30g　川贝母 10g　山慈菇 10g

【用法】水煎服，每天 2 次，每日 1 剂。

【功效】养阴润肺，清热化痰，补气健脾，解毒抗癌。

【适应证】**中、晚期肺癌。**

【临证加减】胸痛、舌暗有瘀斑者，加延胡索 30g、川芎 15g；咯血或痰中带血者，加三七粉 3g（冲）、仙鹤草 20g；气急伴胸水者，加葶苈子 20g；痰多色白者，加生南星 15g、生半夏 15g；低热者，加青蒿 20g；高热者，加石膏 30g、人工牛黄 1g（冲）；干咳甚者加炙百部 15g。

【疗效】以本方治疗中晚期肺癌 40 例，结果生存 1 年以上者 25 例，1 年存活率 62.5%，中位生存期 418 天。治疗鳞癌 Ⅲ 期 9 例，Ⅳ 期 7 例，1 年生存率分别为 55.56%、57.14%。实体瘤客观疗效 PR（部分缓解：肿块缩小 50% 以上，时间不少于 4 周）5 例；SD（稳定：肿块缩小 <25% 或增大 <25%）23 例；PD（1 个或多个病变肿块增大 25% 以上或出现新病变）12 例。

【来源】隋道敬，周力娜，李刚．扶正煎治疗中晚期肺癌 40 例．山西中医，2001，17（6）：16－17

## 扶正养阴汤

黄芪 15g　党参 15g　生地黄　熟地黄各 12g　天门冬　麦门冬各 12g　玄参 12g　升麻 15g　鱼腥草 30g　土茯苓 20g　漏芦 30g

【用法】水煎服，每天 2 次，每日 1 剂。

【功效】扶正益气，滋养阴液，清除热毒。

【适应证】**晚期非小细胞肺癌（正虚阴伤，热毒旺盛）。**症见：为咳嗽发热、痰中带血、胸闷气急、胃纳不振、疼痛难忍、神志欠清、口干欲饮，舌苔薄或腻、舌质红或紫瘀，脉象细弦或数。

【临证加减】肺热阴虚者，加野荞麦根、生石膏、重楼、白花蛇舌草各30g；气阴两虚者，加茯苓、白术、制首乌、杞子各30g；脾虚湿阻者，加山药、白扁豆、薏苡仁、黄精各12g；气滞血瘀者，加露蜂房20g、八月札12g、桃仁9g、红花6g、两面针30g。

【疗效】以扶正养阴汤合MVP化疗方案治疗12例晚期非小细胞肺癌。结果有效率41.7%（部分缓解5例、稳定6例、进展1例）。

【来源】裴传宝，王羲明，王俐琳，等. 扶正养阴汤合化疗治疗晚期非小细胞肺癌12例. 上海中医药杂志，2002，36（11）：13

## 扶正抑癌散

黄芪40g　党参10g　炒白术12g　茯苓20g　白花蛇舌草30g　鱼腥草30g　薏苡仁30g　猪苓30g　鸡内金15g　青蒿10g　葛根15g　女贞子20g　艾叶12g　炙枇杷叶20g　甘草6g

【用法】以上药物加水浸泡1小时，煎煮1小时，取汁200ml，每次100ml，每日2次。

【功效】扶正抗癌抑瘤，解毒健脾和胃。

【适应证】晚期非小细胞肺癌（气虚兼血瘀）。

【疗效】以本方联合化疗治疗晚期非小细胞肺癌30例，结果完全缓解2例，部分缓解7例，稳定16例，进展5例，有效率83.33%。治疗后白细胞低于$4×10^9$/L 9例，不变14例，上升7例，下降率30.00%；血红蛋白下降7例，不变20例，上升3例。

【来源】罗凤萍. 扶正抑癌散对晚期非小细胞肺癌化疗的增效减毒作用. 中医药临床杂志，2006，18（5）：485－486

## 固金散结排毒方

桑白皮20g　地骨皮20g　北沙参30g　百合20g　郁金15g　浙贝20g　蜈蚣3条　猫爪草30g　白花蛇舌草20g　三七10g　法半夏15g　半枝莲15g　炒穿山甲15g　甘草6g

【用法】水煎服，每天2次，每日1剂。

【功效】固金散结，活血化瘀，祛痰排毒。

【适应证】肺癌晚期。

【疗效】用本方治疗晚期肺癌 14 例，结果显效 2 例，有效 8 例，无效 4 例，总有效率 71.4%。

【来源】冯自铭，黄振文，吕建华，等．固金散结排毒方治疗肺癌晚期的临床研究．光明中医，2005，20（6）：47－48

## 加味苇茎汤

苇茎　薏苡仁　冬瓜子　太子参各 30g　生天南星（先煎 1 小时）生半夏（先煎 1 小时）　山慈菇　丹参　桃仁各 15g　枳实 10g　壁虎甘草各 6g

【用法】头煎生南星、生半夏先煎 1 小时后，纳余药小火再煮 30 分钟，取液约 200ml；二煎，加水约 400ml，武火煮沸后，改小火再煮 30 分钟，取液约 200ml；两煎药汁混合后，分成 2 份。口服（温服），每天 2 次，每日 1 剂。

【功效】除痰化瘀。

【适应证】晚期非小细胞肺癌。

【临证加减】肺热明显而见痰黄稠者，加黄芩 10g、浙贝母 15g；胸痛甚者，加三七 10g、郁金 10g，兼服西黄丸，每次 1 丸，每天 2 次；痰血、咯血明显者，加仙鹤草 15g、侧柏叶 10g；胸水者，加葶苈子 10g、猪苓 15g；有脑转移者，加全蝎 6g、蜈蚣 3g 等虫类药；气阴两虚者，加人参 10g、黄芪 30g、五爪龙 20g、天门冬 15g、百合 10g，另用西洋参 10g 炖服。

【疗效】以本方治疗晚期非小细胞肺癌 124 例，结果临床主要症状咳嗽、咯血、胸痛、气促、纳差、乏力等，经治疗后总有效率分别为 84.5%、79.2%、79.8%、83.7%、80.4% 和 83.3%；肿瘤病灶的变化：无变化或稳定共 84 例（67.7%），进展为 40 例（32.3%）。治疗后 1 年、2 年、3 年、4 年、5 年生存率分别为 56%、32%、16%、8%、3%。

【来源】吴玉生，吴凡．加味苇茎汤治疗晚期非小细胞肺癌 124 例疗效观察．新中医，2004，36（7）：13－14

## 加味一贯煎

北沙参　麦门冬　龙葵各 30g　枸杞　川楝子　僵蚕　浙贝各 15g

乌蛇　䗪虫各 10g　蜈蚣 10 条

【用法】水煎服，每天 2 次，每日 1 剂。服 6 天停 1 天，4 周为一疗程，一般 3~4 个疗程。

【功效】益气养阴，化痰祛瘀，清热攻毒，散结消块。

【适应证】**肺癌**。

【临证加减】气虚者，加人参 10g、黄芪 30g、女贞子 10g；血虚者，加西洋参 10g、冬虫草 1g、阿胶 30g；咯血者，加大黄 10g、仙鹤草 15g、生地黄榆 15g、三七 10g，发热者，加青蒿 30g、鳖甲 15g、紫草 10g、大青叶 15g；胸腔积液者，加葶苈子 10g、大枣 5 枚；喘咳者，加太子参 30g、蛤蚧 6g；便秘者，加肉苁蓉 15g 或番泻叶 10g。

【疗效】以本方治疗肺癌组 106 例，完全缓解 3 例，部分缓解 21 例，稳定 36 例，无效 46 例，总有效率 56.6%。随访生存期最短 5 个月，最长 11 年，其中 5 个月 6 例，6 个至 1 年 10 例，1~2 年 18 例，2~3 年 19 例，3~4 年 20 例，4~5 年 13 例，6 年 6 例，7 年 7 例，8 年 4 例，9 年 1 例，11 年 2 例。

【来源】谢远明，张长富. 加味一贯煎治疗肺癌症 106 例. 陕西中医，2002，23（4）：302－303

## 🪷 金平汤

太子参 10g　生黄芪 15g　百合 12g　浙贝母 20g　薏苡仁 15g　黛蛤散 15g（包煎）　炒黄芩 15g　山慈菇 10g　炙蜈蚣 2 条　桑白皮 10g

【用法】水煎服，每天 2 次，每日 1 剂。

【功效】益气养阴，清热解毒，化痰祛瘀。

【适应证】**晚期非小细胞肺癌（气阴两虚，热毒痰瘀互结）**。

【疗效】以本方治疗晚期非小细胞肺癌 44 例，结果完全缓解 1 例，占 2.27%；部分缓解 14 例，占 31.86%；不变 20 例，占 45.45%，进展 9 例，占 20.45%，总有效率 79.55%。

【来源】陈涤平，陈四清. 金平汤治疗晚期非小细胞肺癌 44 例. 南京中医药大学学报，2002，18（6）：372－373

## 康肺汤

人参5g  白术10g  茯苓10g  桑白皮15g  夏枯草20g  白花蛇舌草30g

【用法】水煎服，每天2次，每日1剂。

【功效】培土生金，扶正祛邪（癌）。

【适应证】**肺癌**。

【临证加减】咯血者加白茅根60g，白及15g；痰多或胸水者，加白芥子10g，白石英10g，薏苡仁20g。

【疗效】以本方治疗肺癌42例，其中咳嗽42例，治疗有效36例，有效率85.7%；咯血12例，治疗有效10例，有效率83.3%；胸水7例，治疗有效2例，有效率28.57%；白细胞减少36例，治疗有效34倒，有效率94.4%；胃肠道反应28例，有效26例，有效率92.86%。

【来源】戴林. 康肺汤在肺癌治疗中的运用. 吉林中医药，2002，22（6）：15

## 温阳益气汤

炮附子30~90g  桂枝15~20g  干姜6~10g  菟丝子20~30g  淫羊藿20~30g  仙茅15~20g  巴戟天15~20g  黄芪20~30g  太子参10~15g  麦门冬10~20g  五味子10~15g  丹参15~20g  熟地黄10~20g  当归15~20g  炒山楂  炒麦芽  炒鸡内金各15~30g  山豆根20~30g  半枝莲15~30g  莪术10~20g  炙甘草6~10g

【用法】每日1剂，炮附子先煎去毒后再同煎，煎2次，取浓汁450ml，分早、中、晚3次温服，或数次温服，但必须24小时内服完。

【功效】温阳益气，扶正抗癌，活血化瘀，清热解毒。

【适应证】**晚期肺癌**。

【临证加减】胸痛者，加郁金10g；咯血者，加白茅根20g、仙鹤草20g、三七9g；胸腔积液者，加葶苈子15g、泽泻10g；咳喘者，加炒苏子15g、苦杏仁10g等。

【疗效】以本方治疗肺癌50例，结果总有效率为36%，其中部分缓解18例；获益率为92%，计46例，中位生存期为16.8个月。

【来源】陈世伟，王欣. 温阳益气汤治疗晚期肺癌50例临床观察. 山东中医杂志，

2001，20（10）：589 – 590

## 仙鱼汤

　　仙鹤草 15g　　鱼腥草 15g　　猫爪草 10g　　山海螺 10g　　天门冬 10g

山慈菇 10g　　浙贝母 10g　　莱菔子 15g　　壁虎 3g　　枳壳 15g　　党参 15g

【用法】水煎服，每天 2 次，每日 1 剂。

【功效】益气养阴，清肺除痰，解毒散结。

【适应证】**中晚期非小细胞肺癌。**

【临证加减】肺热痰瘀者，加冬瓜仁 30g、苇茎 15g、黄芩 15g、三七 10g；脾虚痰湿者，加山药 30g、茯苓 15g、白术 15g、扁豆各 15g；阴虚痰热者，加鳖甲 30g（先煎）、北沙参 15g、生地黄 15g、桔梗 12g；气阴两虚者，加黄芪30g、百合 15g、西洋参 10g、麦门冬 10g。

【疗效】仙鱼汤能抑制瘤体增长，稳定率为 81.6%；能改善患者的主要临床症状，特别是在咳嗽、纳差、气促、乏力、发热等症状缓解方面，具有良好的疗效；能提高生存质量，提高者占 82.2%，稳定者占 9.7%，下降者仅占 8.1%；能增加体重，有效率 83.8%；能延长患者生存期，半年、1 年、2 年、3 年、4 年、5 年生存率分别为 85%、53.2%、31%、11%、6%、3%。

【来源】陈锐深，黎壮伟，陈志坚，等. 仙鱼汤治疗中晚期非小细胞肺癌 320 例临床观察. 中医药学刊，2006，24（2）：200 – 201

## 消瘤方

　　西洋参 10g　　北沙参 15g　　麦门冬 15g　　黄芪 30g　　茯苓 15g　　炒白术 15g　　陈皮 6g　　砂仁 6g　　炒神曲 15g　　炒麦芽 15g　　炒山楂 15g　　当归 10g　　莪术 10g　　丹参 10g　　漏芦 10g　　鱼腥草 15g　　猫爪草 10g　　浙贝母 10g　　生甘草 6g

【用法】水煎服，每天 2 次，每日 1 剂。

【功效】益气养阴，清热解毒，逐瘀散结。

【适应证】**非小细胞肺癌（气阴两虚、瘀毒互结）**

【疗效】以本方治疗非小细胞肺癌 30 例，结果部分缓解 2 例，稳定 23例，进展 5 例，获益率为 83.33%。患者半年生存率为 86.67%，1 年生存率为 73.33%。

【来源】周延峰，刘朝霞，李秀荣，等. 消瘤方治疗非小细胞肺癌的临床观察. 山东中医药大学学报，2006，30（5）：358－360

## 🪷 益肺消瘤方

人参 10g　百合 15g　天门冬 15g　黄芪 30g　白芍 20g　熟地黄 10g　枇杷叶 10g　鱼腥草 15g　半枝莲 20g　贝母 15g　石见穿 15g　丹参 15g　郁金 12g　瓜蒌 12g　血竭 3g　蜈蚣 5g

【用法】水煎服，每天 2 次，每日 1 剂。

【功效】益气养阴，润肺止咳，散结通络止痛。

【适应证】**肺癌（气阴两亏、痰瘀毒结）。**

【疗效】以本方治疗肺癌 38 例，结果完全缓解 21 例，部分缓解 7 例，稳定 10 例，总有效率 73.68%；体重增加 15 例，稳定 20 例，下降 3 例；患者有咳嗽症状 38 例，气喘 12 例，纳差 38 例，疲乏 34 例，治疗后咳嗽加重 2 例，稳定 8 例，好转 28 例；气喘加重 2 例，稳定 4 例，好转 6 例；纳差加重 3 例，稳定 6 例，好转 29 例；疲乏加重 3 例，稳定 5 例，好转 26 例。

【来源】许利纯，刘华. 益肺消瘤方治疗中晚期肺癌 67 例临床观察. 中国中医急症，2006，15（11）：1194－1195

## 🪷 二生汤

生半夏（包）30g　生南星（包）30g　川贝母 10g　苦杏仁 10g　青黛（包）10g　蛤粉（包）10g　白英 20g　桔梗 6g　甘草 6g　瓜蒌 50g　漏芦 20g

【用法】生半夏、生南星先煎 1.5 小时，然后下其他诸药。水煎服。每日 1 剂，每剂分 2 次服用，每次约 200 毫升。3 剂为一疗程，一般用 2 个疗程。

【功效】清热燥湿，化痰止咳。

【适应证】**各期肺癌出现咳嗽、咳白痰、胸闷气短、神疲乏力等症状。**

【疗效】对肺癌咳嗽、咳白痰效果满意，治疗中遇有其他症状，随症加减或者加用介入、放疗、化疗等，可使治疗效果明显提高。

【来源】刘汉举，张阳，李雪松，等. 张士舜主任医师妙用二生汤治疗肺癌经验简

介．中医药学刊，2003，21（10）：1619

## ❀ 芪麦虎蜈汤

生黄芪 30～60g　太子参 30g　麦门冬 15g　石斛 15g　蜈蚣 2～4 条
壁虎 2～4 条　红枣 10g　甘草 10g

【用法】水煎服，每天 2 次，每日 1 剂。

【功效】益气养阴攻毒。

【适应证】**晚期肺癌（气阴两虚，癌毒内蕴，夹痰夹瘀）。**

【临证加减】夹痰者，加用化痰软坚药如胆南星 9～12g、姜半夏 9g、山慈菇 9g、山海螺 15～30g、浮海石 15g；夹瘀者，加用丹参 15～30g、川芎 9g、泽兰 9g、穿山甲 9g、三棱 9g、莪术 9g，水红花子 15～30g；癌毒重者，可加用蟾皮 9g、全蝎 9g、露蜂房 9g、僵蚕 9～15g 等；热盛者，加用野荞麦根 30g、白花蛇舌草 30～60g、龙葵 15g。

【疗效】以本方治疗晚期肺癌 32 例，结果部分缓解 7 例，稳定 17 例，进展 8 例。患者生活治疗稳定率为 87.5%，能显著改善患者咳嗽、咳痰、胸痛、乏力等症状。

【来源】袁国荣．自拟芪麦虎蜈汤治疗晚期肺癌 32 例疗效观察．中医药临床杂志，2005，17（1）：7－8

## ❀ 参苓白术散

党参 20～30g　生黄芪 20～30g　白术 10～20g　茯苓 15～20g　山药 15～20g　莲子肉 15～20g　薏苡仁 20～30g　桔梗 10～15g　砂仁 10～20g　陈皮 10～20g　神曲 15g　生谷芽 15g　甘草 5g　白花蛇舌草 20～30g

【用法】取上方一日 1 剂，加水 500ml 浸泡 20 分钟，文火熬取 200ml，再加水 300ml，熬取 100ml，与前 200ml 混合，一天分 3 次服，每次 100ml 左右。

【功效】健脾益肺。

【适应证】**晚期非小细胞肺癌。**

【临证加减】阴虚明显者，去陈皮、减砂仁、薏苡仁量，加生地黄 15g、五味子 10g、玄参 10g；内热明显者，再加生鳖甲 25g、白薇 10g、地骨皮 15g；

血亏明显者，加当归 15g、鸡血藤 30g 或加入紫河车 10g；血瘀者，加丹参 15g、桃仁 10g、红花 10g 或三棱 10g、莪术 10g；如胸痛者，加延胡索 20g、五灵脂 10g、川芎 10g；胸闷者，加薤白 10g、枳实 10g、佛手 15g、人参 10g、白术 10g、山药 15g、山茱萸 15g；气急者加葶苈子 15g、地龙 10g、僵蚕 10g、百部 10g；胸水者，加葶苈子 15g、大枣 10g、车前子 15g；痰多无热者，加竹茹 10g、法半夏 10g、远志 10g；痰热者，加鱼腥草 15g、浙贝母 10g、瓜蒌 10g；咳嗽者，加紫菀 10g、款冬花 10g、川贝母 10g；痰血或咯血者，加侧柏叶 15g、仙鹤草 10g、藕节 10g 或加三七 10g、蒲黄 10g；发热者，加鱼腥草 15g、桑白皮 10g、黑山栀 10g。以上加减视症状轻重加入，一般每次一症状加入药物不超过 4 味。

【疗效】治疗后，主要症状总计分评价：显效 5 例，有效 21 例，无效 12 例。显效率为 13.158%（5/38），有效率为 55.263%（21/38），显效加有效率为 68.421%（26/38），未出现治疗后症状评分增加的例子。

【来源】丁军利．参苓白术散加减治疗晚期非小细胞肺癌 38 例临床观察．河南中医药，2005，25（1）：42－44

## 保肺消瘤汤

石仙桃 30g　蟾酥皮 15g　急性子 20 粒　土贝母 30g　玄参 15g 白花蛇舌草　鱼腥草　龙葵各 30g　臭牡丹皮 15g　铁树叶 30g　苦杏仁　白芥子各 20g　大枣 10 枚　白英 30g　重楼 20g

【用法】每日 1 剂，头煎加水 1000ml，沸后煎 45 分钟，过滤取汁，二煎加水 700ml，沸后煎 45 分钟取汁，合并 2 次煎汁，过滤浓缩至 300～450ml，分 3 次于饭后 30～45 分钟服。

【功效】化痰，散结，宣肺，清虚热。

【适应证】原发性肺癌。

【临证加减】气虚为主者，加西洋参 10g、黄芪 30g、白术 10g；阴虚为主者，加北沙参 15g、五味子 10g、麦门冬 30g；痰浊为主者，加半夏 10g、竹沥 10g、陈皮 6g、石菖蒲 10g、射干 10g；血瘀为主者，加丹参 15g、红花 10g、桃仁 10g、三七 10g。鳞癌可酌加广豆根、半枝莲、夏枯草；腺癌可酌加菝葜、蛇莓；不定型癌酌加半枝莲、土茯苓；淋巴转移酌加昆布、海藻、山慈菇、金橄榄；骨转移酌加川乌头、川芎。

【疗效】以本方治疗原发性肺癌 79 例，结果完全缓解（症状及客观检查阳性征象完全消失）5 例；部分缓解（症状明显改善或消失，癌灶缩小 50%）50 例；稳定（症状有所改善，癌灶缩小不足 50%）17 例；进展（症状无改善，或虽改善，但癌灶较治疗前扩大 25% 以上）7 例。6 个月生存率 97.47%，1 年生存率 93.67%，2 年生存率 72.15%，3 年生存率 37.97%，4 年生存率 8.86%，5 年生存率 6.33%。体重增加（体重增加 2kg 以上）61 例，稳定（变化不超过 2kg）14 例，下降（下降 2kg 以上）4 例。

【来源】石海澄，刘绪银，石彩歌. 保肺消瘤汤治疗原发性肺癌 79 例. 河北中医，1999，21（5）：279－280

## 补肺消积方

南沙参　北沙参　麦门冬各 15g　白毛藤　石见穿　重楼　黄芩　山茱萸　桑白皮　山豆根　山药各 10g

【用法】每日 1 剂，加水 1000ml，文火煎 40 分钟，取汁 500ml，再加水煎 30 分钟，取汁 300ml，两煎合并，浓缩至 400～500ml，分 3～4 次口服。

【功效】养阴清肺，软坚消积。

【适应证】**晚期肺癌（阴虚内热）。**

【临证加减】痰多黏腻者，去麦门冬，加冬瓜子、莱菔子、海浮石各 15g；胸痛者，加八月札、延胡索各 10g；有胸水者，加甜葶苈、车前子、薏苡仁根、猪苓 15g；发热者，加地骨皮 30g、黑山栀、鱼腥草各 15g。

【疗效】以本方治疗晚期肺癌 40 例，结果半年生存率为 95.00%，1 年生存率为 72.50%，瘤体缓解率为 10%，并且具有显著改善晚期肺癌的咳嗽、痰血、胸痛、气急等临床症状，且能明显地提高患者的生活质量和自身免疫功能，免疫活性细胞－NK 细胞的杀伤活性和白细胞素－2 活性的提高稳定率均在 95.00%。

【来源】黄挺. 补肺消积方治疗晚期肺癌 40 例. 上海中医药杂志，2001，（4）：16－17

## 参龙金灵丸

北沙参 100g　地龙 100g　鸡内金 100g　灵芝 50g　穿山甲 100g

【用法】以上 5 味粉碎成细粉，混合均匀，过 100 目筛，炼蜜为丸，每丸重 9g。每日 3 次，每次 1～2 丸。

【功效】清热解毒，化痰软坚，滋养肺阴，养血生津，活血化瘀，扶正祛邪。

【适应证】肺癌（痰瘀互结）。

【疗效】以本方治疗肺癌 58 例，治疗前平均症状积分为 68.7±4.3；治疗后为 49.8±6.6. 治疗前后比较有显著性差异（$P < 0.01$）

【来源】毕研更，赵舞梅. 参龙金灵丸的制备及其治疗肺癌的疗效观察. 中国民间疗法，2001，9（7）：46

## 参芪饮

党参 20g　黄芪 15g　全瓜蒌（鲜者佳）30g　茯苓 30g　化橘红 10g
清半夏 10g　半枝莲 30g　白花蛇舌草 30g　甘草 3g

【用法】头煎加水 1000ml，浸泡半小时后，武火煎沸；改文火煎 40 分钟，取汁 250ml；再煎加水 750ml，同上煎法，取汁 200ml，两煎相混，早、晚空腹温服，日 1 剂。

【功效】扶正散结消积。

【适应证】老年肺癌。

【临证加减】血虚加阿胶 12g、黄精 12g；血瘀加桃仁 10g、红花 10g；有痰加竹沥油 20ml、姜汁 6ml；咯血加血余炭 12g、黄芩炭 10g；胸刺痛加延胡索 12g、郁金 12g；胸水多加葶苈子 30g；阴虚加麦门冬 12g、天花粉 12g。

【疗效】以本方治疗老年人肺癌 20 例，结果显效 2 例，有效 13 例，无效 4 例，恶化 1 例，总有效率 75%；3 年生存者 2 例，2 年生存者 4 例，1 年生存者 10 例，平均生存期 15 个月。

【来源】王萍. 参芪饮治疗老年人肺癌 20 例疗效观察. 河南中医药学刊，2000，15（5）：9－10

## 肺癌 I 号方

太子参 12g　南北沙参各 30g　天门冬　麦门冬各 12g　女贞子 12g
苦杏仁 9g　川象贝各 12g　百部 12g　瓜蒌皮 15g　重楼 15g　石见穿 30g

石打穿 30g　芙蓉叶 30g　鱼腥草 30g　夏枯草 12g　生牡蛎 30g　猫爪草 15g　八月札 15g　鸡内金 12g

【用法】水煎服，每天 2 次，每日 1 剂。

【功效】益气养阴，清热解毒，止咳化痰，软坚散结。

【适应证】**中晚期非小细胞肺癌。**

【临证加减】阴虚内热者加生地黄 15g、玄参 30g；脾虚者去太子参、天门冬、麦门冬、女贞子，加党参 12g、炒白术 9g、茯苓 15g、陈皮 9g、制半夏 9g；阴阳两虚者加生熟地黄各 12g、山萸肉 12g、枸杞子 12g、菟丝子 30g、淫羊藿 30g。

【疗效】以本方治疗中晚期肺癌 38 例，结果部分缓解 1 例，轻度缓解 8 例，稳定 19 例，进展 10 例，治疗稳定率 73.68%。临床症状（咳嗽、咳痰、痰血、胸痛、气促、神经痛、食差及发热）改善率为 79.14%，体重变化：提高 3 例，稳定 28 例，降低 7 例，提高 + 稳定 31 例，占总数 81.58%。

【来源】陈光群. 肺癌 I 号方治疗中晚期非小细胞肺癌 38 例临床观察. 黑龙江中医药，2001，(3)：11 – 12

## 肺癌汤

全瓜蒌 30g　清半夏 12g　浙贝母 20g　白花蛇舌草 30g　重楼 30g　蜈蚣 2 条　炙百部 15g　紫菀 15g　太子参 30g　生黄芪 30g　炒白术 15g　茯苓 20g　陈皮 12g　砂仁 10g　甘草 6g

【用法】水煎服，每天 2 次，每日 1 剂。

【功效】化痰解毒散结。

【适应证】**肺癌（痰毒胶结）**。症见：咳嗽，咯血，气急，胸痛，发热，纳呆，舌质暗红，苔白厚浊或黄厚腻，脉弦滑或细滑。

【临证加减】阴虚明显者，加北沙参 15g、麦门冬 15g；胸水者，加泽泻 30g、桑白皮 30g；伴发热者，加鱼腥草 30g、板蓝根 30g；有咯血者，加仙鹤草 30g、侧柏叶 15g、三七粉 3g（冲服）。

【疗效】以本方治疗肺癌 12 例，结果完全缓解 1 例，占 3.12%，部分缓解 11 例，占 34.38%，稳定 15 例，占 46.88%，进展 5 例，占 15.62%，总有效率 84.38%。治疗后主要症状咳嗽、咳血、胸痛、气急、发热、纳呆症状好转率分别为 78.13%，81.82%，76.19%，68.75%，58.33%，88.89%。

【来源】李芮,张娟.肺癌汤治疗肺癌32例近期疗效观察.山东中医杂志,2000,19(4):211-212

## 肺复方

百合 10g　生地黄 10g　玄参 10g　当归 10g　沙参 15g　麦门冬 12g　赤芍 12g　丹参 15g　桑白皮 15g　黄芩 10g　重楼 30g　白花蛇舌草 30g　臭牡丹 30g

【用法】水煎服,每天2次,每日1剂。

【功效】养阴润肺,清热解毒。

【适应证】**中晚期非小细胞癌(阴虚毒热)。**

【临证加减】气短乏力者,加黄芪 30g、党参 15g;胸痛、舌质紫暗有瘀斑者,加桃仁 10g、红花 0g、川芎 10g;咯痰血者,加蒲黄炭 10g、藕节炭 10g、仙鹤草 10g;胸水者,加龙葵 10g、葶苈子 30g;痰多者,加生南星 10g、生半夏 10g(均久煎);低热者,加银柴胡 15g、地骨皮 15g;高热者,加生石膏 30g;食纳差者,加陈皮 10g、谷麦芽各 15g。

【疗效】以本方治疗非小细胞癌 30 例,治疗后患者生存时间 >1 年为 17例,部分缓解 1 例,稳定 23 例,进展 6 例。症状改善或稳定 23 例,无效 7例,体重增加 23 例,减轻 7 例。

【来源】王云启.肺复方治疗非小细胞肺癌 30 例临床观察.湖南中医杂志,2000,16(2):11-12

## 清肺消积方

南、北沙参各 30g　麦门冬 15g　白毛藤 10g　山豆根 10g　铁树叶 10g　石见穿 10g　重楼 15g　黄芩 10g　桑白皮 15g　鸡内金 10g

【用法】每日 1 剂,加水 1000ml,文火煎 40 分钟,取汁 500ml,再加水煎 30 分钟,取汁 30ml,二煎合并,浓缩至 400~500ml,分 3~4 次口服。

【功效】养阴清肺,软坚消积。

【适应证】**晚期肺癌(阴虚内热)。**

【临证加减】痰多黏腻者,去麦门冬,加冬瓜子 30g、莱菔子 30g、海浮石 30g;胸痛者,加八月札 15g、延胡索 15g;有胸水者,加葶苈子 15g、车前子 30g、苡仁根 30g、猪苓 15g；发热者，加地骨皮 15g、黑山栀 15g、鱼腥草 15g。

【疗效】以本方治疗晚期非小细胞肺癌 40 例，结果部分缓 4 例，轻度缓解 13 例，稳定 21 例，进展 2 例。治疗后患者生活质量评分的提高稳定率为 100%；患者半年及 1 年的生存率分别为 95.0%、72.5%。

【来源】李涌健，王明武，张蕾. 清肺消积方治疗 40 例晚期肺癌. 中医研究，1999；12（1）：23 - 25

## 清肺饮

红参 15g　黄芪 30g　女贞子 20g　白术 15g　半夏 15g　茯苓 15g　陈皮 15g　枳壳 15g　半枝莲 50g　白花蛇草 50g　独角莲 15g　鱼腥草 20g　甘草 15g

【用法】水煎服，每天 2 次，每日 1 剂。

【功效】扶正抗癌。

【适应证】肺癌。

【临证加减】肺脾两虚者，加百部 30g、薏苡仁 30g、紫菀 15g；气阴两虚者，原方去红参、黄芪、半夏、加天门冬、麦门冬各 30g、生熟地黄各 20g。胸疼加延胡索 20g、赤芍 15g、丹参 15g；血瘀加白及 10g、三七 10g；胸水加延胡索 15g、赤芍 15g；痰中带血加白茅根 30g、白及 10g。

【疗效】以本方治疗肺癌 16 例，结果显效：症状明显改变，病灶 X 线缩小，连续观察 1 年以上，计 2 例，占 12.5%；有效：症状有所缓解，病灶基本稳定，连续观察 1 年以上，计 9 例，占 56.22%；无效：症状无改变，病灶恶化转移 5 例，占 31.2%，总有效率达 68.5%。

【来源】胡葆才. 清肺饮治疗肺癌 16 例. 中国疗养医学，2000，9（4）：77 - 78

## 山龙露蜂丸

山豆根　绞股蓝各 500g　龙骨 300g　露蜂房 550g　蟾酥 20g　白花蛇舌草　灵芝　三七各 250g　半枝莲　焦山楂　麦门冬各 150g　川贝母 200g　黄芩 100g　穿心莲　薄荷各 60g　山慈菇 120g

【用法】将上药精选，依法炮制，共研成细末，过 100 目筛混匀，用蜜调成丸，每丸重10g，含生药不少于4.5g。每日服药2次，每次20g，连续用药4周为1个小疗程，停药5天再继续服用，4个小疗程为1个总疗程。

【功效】清热化痰，解毒散结，益气养阴。

【适应证】**中晚期肺癌。**

【疗效】以本方治疗肺癌120例，治疗后咳嗽、胸痛、胸闷、气短、痰血、失眠、多梦明显缓解或部分消失，缓解率分别为85.45%、81.67%、75.00%、89.13%、76.74%、65.83%、58.95%；对鳞状细胞癌、腺癌、小细胞癌、大细胞癌稳定率分别为93.33%、87.50%、83.33%、66.67%，平均为89.17%；120例用药前Hb均值（104.8±2.04）g/L，用药后为（128.0±3.00）g/L，白细胞用药前均值（4.57±1.59）×$10^9$/L，用药后均值（4.68±1.64）×$10^9$/L；治疗前后肝肾功能变化未见明显差异。

【来源】邵先周，刘振义，刘勇．自制山龙露蜂丸治疗肺癌120例报告．安徽中医临床杂志，2001，13（3）：162－163

# 第二节　食管癌

食管癌系指由食管鳞状上皮或腺上皮的异常增生所形成的恶性病变。其发展一般经过上皮不典型增生、原位癌、浸润癌等阶段。食管鳞状上皮不典型增生是食管癌的重要癌前病变，由不典型增生到癌变一般需要几年甚至十几年。因此，一些食管癌可以早期发现并可完全治愈。本病发病年龄多在40岁以上，男多于女。

本病的诊断要点是：

1. 临床表现

（1）进行性咽下困难是本病最典型的症状，表现为进食不顺或困难，一般为经常性，但时轻时重。至病发侵及食管全周时，则常为进行性吞咽困难，甚至滴水不入。

（2）咽下疼痛，进食后出现咽下困难的同时，可有胸骨后灼痛，钝痛，特别在摄入过热或酸性食物后为明显，片刻后自行缓解。

（3）食管反流多出现在晚期。

（4）消瘦、脱水、恶液质、声哑及食管癌穿孔引起的并发症均为晚期症状。

2. 实验室检查

（1）X 线食管钡餐检查：食管黏膜紊乱、断裂，局部管腔狭窄或充盈缺损，食管管壁僵直，蠕动消失，或见软组织阴影。

（2）食管脱落细胞学检查：咽下困难的患者应列为常规检查，对早期诊断有重要意义，阳性率可达 90% 以上。

（3）食管镜检查及活组织病理证实：食管镜检查总是放在 X 线钡餐检查和食管脱落细胞学检查之后仍不能定性或定位的时候方才进行。

（4）颈部淋巴结活检阳性。

总之，凡年龄在 40 岁以上，出现进食后胸后停滞感或咽下困难者，应及时做有关检查。如果实验室检查三项中任何一项阳性即可明确诊断。

食管癌属于中医学"噎膈"范畴，多由内伤饮食、情志、年老肾虚，脏腑失调为主，且三者之间常相互影响，互为因果，共同致病，形成本虚标实的病理变化。起初以邪实为主，随着病情发展，气结、痰阻、血瘀愈显，食管、贲门狭窄更甚，邪实有加；又因胃津亏耗，进而损及肾阴，以致精血虚衰，虚者愈虚，两种因素组合，而成噎膈重证。部分患者病情继续发展，由阴损以致阳衰，则肾之精气并耗，脾之化源告竭，终成不救。本病的病位在食管，属胃气所主，与肝脾肾也有密切关系。其基本病机是脾胃肝肾功能失调，导致津枯血燥，气郁、痰阻、瘀血互结，而致食管干涩，食管狭窄。治疗上以理气开郁，化痰消瘀，滋阴养血润燥为原则。初起以标实为主，重在治标，以力气开郁，化痰消瘀为法，可少佐滋养阴血润燥之品；后期以正虚为主，或虚实并重，但治疗重在扶正，以滋养阴血润燥，或益气温阳为法，也可少佐理气开郁，化痰消瘀之品，但治标当固护津液，不可过用辛散香燥之药；治本应保护胃气，不可过用甘酸滋腻之品。

## 🪷 开膈口福饮

Ⅰ号方：苏子　半夏　厚朴　陈皮　全瓜蒌　桔梗　苦杏仁　前胡　旋覆花　代赭石各 10g　莱菔子 30g　车前子 20g　干姜　肉桂各 9g

Ⅱ号方：白花蛇舌草　金银花　车前子各 30g　板蓝根　白芍各 20g　全瓜蒌　玄参　生地黄　知母各 12g　延胡索　红花各 15g　黄连　黄芩　乳香　没药　甘草各 10g

【用法】均以水 500ml 浸泡 30 分钟，文火煎至 300ml，密闭保存，每服 10～30ml，小口慢咽，1～2 小时服用 1 次，24 小时内服完。勿加热，避免过热饮用。

【功效】Ⅰ号方：降逆化痰，理气宽膈；Ⅱ号方：清热解毒，滋阴降火，散瘀止痛。

【适应证】**Ⅰ号方：食管癌中晚期（脾肾两虚，气滞痰凝）**。致进行性吞咽困难甚至滴水不入、疼痛、进行性消瘦、呕吐痰涎、神疲乏力、舌苔白腻；**Ⅱ号方：食管癌中晚期（阴虚热盛或热毒壅盛）**。致进行性吞咽困难甚至滴水不入、疼痛、进行性消瘦、溺赤便秘、舌干。

【疗效】以上方辨证治疗中晚期食管癌 32 例，结果部分缓解 1 例占 3.1%；轻度缓解 6 例占 18.8%；稳定 21 例占 65.6%；进展 4 例占 12.5%。治疗前后症状改善情况：吞咽困难，显效率为 53.1%（17/32）；胸部闷痛，临显效率为 43.75%（14/32）；恶心呕吐，显效率为 50%（16/32）；形体消瘦，显效率为 25%（8/32）；倦怠乏力，显效率为 31.3%（10/32）。

【来源】崔承森，许兴和，翟志强，等．"开膈口福饮"治疗中晚期食管癌临床观察．中国乡村医药杂志，2005，12（5）：49－50

## 补阳还五汤

黄芪 30g～100g　赤芍　川芎各 15g～30g　当归　地龙各 30～60g

【用法】水煎服，每天 2 次，每日 1 剂。

【功效】益气，活血，通络。

【适应证】**中晚期食道癌。**

【疗效】以本方联合 DPV 化疗方案治疗中晚期食道癌 46 例，结果完全缓解 5 例占 10.9%，部分缓解 24 例占 52.2%，轻度缓解 15 例占 32.6%，稳定 1 例占 2.2%，进展 1 例占 2.2%。

【来源】杨树明，王秀芳，邢和平．补阳还五汤加化疗治疗中晚期食道癌 92 例．中国中医药信息杂志，1999，6（12）：46

## 益气养阴汤

黄芪 45g　太子参 30g　麦门冬　白术　茯苓各 15g　北沙参 12g

石斛 10g　桃仁 15g　红花 10g　甘草 6g

【用法】水煎服，每天 2 次，每日 1 剂。

【功效】益气养阴。

【适应证】**老年晚期食管癌。**

【临证加减】放疗期间出现干咳无痰，口咽干燥，可加用鲜芦根 30g、桑白皮 20g；如果放疗 1～2 周后出现吞咽梗阻加重，食水难下，胸骨后疼痛则考虑放射性食管炎，在上方的基础上加用金银花 15g、黄芩 20g，较重者须使用抗生素和糖皮质激素，严重恶液质者使用静脉营养。坚持标本兼治，可适当加用抗癌药物，如山慈菇、白花蛇舌草、重楼、浙贝、夏枯草等，长期维持。

【疗效】以本方配合放疗治疗老年晚期食管癌 28 例，结果完全缓解 7 例（25.0%），部分缓解 9 例（32.1%），稳定 12 例（42.9%），有效率为 57.1%。存活 1 年者 26/28 例（92.9%），2 年者 19/28 例（67.9%），3 年者 10/28 例（35.7%），5 年者 4/28 例（14.3%）。

【来源】薛银萍. 高彤放疗加益气养阴汤治疗老年晚期食管癌 28 例. 辽宁中医杂志，2006，33（3）：325－326

## 食道癌汤

青黛 3g　丹参 9g　当归 9g　代赭石 12g　枳壳 9g　陈皮 6g　半夏 6g　木香 3g　谷芽 12g　金银花 30g　连翘 9g　豆根 15g　白花蛇舌草 15g　瓦楞子 12g　刘寄奴 3g　甘草 3g

【用法】水煎服，每天 2 次，每日 1 剂。

【功效】滋阴润燥，行气健脾，活血破瘀，清热解毒。

【适应证】**晚期食道癌。**

【临证加减】气血虚甚者，加党参 15g、黄芪 15g、白术 10g；阴虚甚者，加北沙参 15g、麦门冬 15g、生地黄 10g、玉竹 10g；吐涎液盛者，重用代赭石 30g、海浮石 15g、旋覆花 15g；胸背疼甚者，加淫羊藿 15g、乳香 10g、没药 10g、瓜蒌 15g、薤白 10g；大便干结者，加当归 15g、火麻仁 15g、芒硝 10g。

【来源】陈延条. "食道癌汤"治疗晚期食道癌的初步体会. 山东中西学院学报，1998，（S1）：38－39

## 🪷 化痰开结散

硝石 50g　紫硇砂 30g　金礞石 50g　生半夏 30g　雄黄 6g　轻粉 0.5g　明矾 30g　甘遂 10g　大黄 30g　干蟾皮 2 张　青盐 15g

【用法】以上药共研为极细末拌匀，每次服 1.5g，每日 3 次，用生姜 3 两煎汤送服，10 天为一疗程。

【功效】化痰开结，解毒消肿。

【适应证】食管癌。

【疗效】以本方治疗食管癌 30 例，结果显效（治疗 2 个疗程后，进食梗阻感消失，能进食面条、馒头，经上消化道钡透检查，病灶缩小 2cm 以上者）16 例；有效（治疗 2 个疗程后，梗阻感明显减轻，能较顺利进半流质饮食，上消化道钡透检查，病灶缩小 2cm 以下者）12 例；无效（经治疗 2 个疗程后，患者症状无明显变化，上消化道钡透检查，病灶仍有进展）2 例。

【来源】闫相民，郗光芳. 化痰开结散治疗食管癌 30 例效果观察. 黄河医学，1994，3（2）：65

## 🪷 开道饮

蒲公英　生姜各 30g　生地黄　山药各 20g　鸡内金　桂枝　延胡索　当归　乌贼骨　郁金各 10g　白芍 12g　青木香 9g　陈皮　生甘草各 6g　红枣 10 枚

【用法】头煎加水约 500ml，先泡 20 分钟，武火煮沸后，改小火再煮 30 分钟，取液约 200ml；二煎，加水约 400ml，武火煮沸后，改小火再煮 30 分钟，取液约 200ml；两煎药汁混合后当茶饮，每煎服 3 日，可长期饮用。

【功效】清热解毒、健脾和胃养阴，活血化瘀、理气降逆。

【适应证】食管癌各期吞咽困难。

【来源】罗良浩，冯钊，程冬英，等. 开道饮治疗食道癌吞咽困难. 湖北中医杂志，1999，21（2）：62

## 🪷 开噎启膈汤

芦根 60～120g（煎汤代水泡余药）　炒山栀 10g　干姜 10g　丹参

30g 莪术 10g 水蛭 10g 苏半夏 10g 白芍 20g 大枣 3 枚 生姜 5 片 炙甘草 6g

【用法】水煎服，每天 2 次，每日 1 剂，15 天为 1 个疗程。

【功效】滋阴润燥，行气化痰，活血止痛。

【适应证】**中晚期食道癌。**

【临证加减】伴气短乏力、多汗者，加黄芪 30g、红参 10g（另炖）、炒白术 10g；恶寒身冷，四肢拘急者，加熟附子 10g（先煎）、桂枝 10g、党参 15g；口干苦、舌质嫩红者，加北沙参 20g、玉竹 15g、生地黄 12g、黄芪 30g；腹胀大便干结难下者，加大黄 5g（后下）、芒硝 3g（冲服）；胸痛彻背者，加王不留行 10g、延胡索 10g、瓜蒌皮 10g；夜寐欠安者，加酸枣仁 20g、煅牡蛎 20g（先煎）。

【疗效】以本方治疗中晚期食道癌患者 36 例，结果有效 15 例，显效 14 例，无效 7 例。随访 1 年，死亡 4 例。疗程最短 15 天，最长者达 3 月余。

【来源】张志敏. 开噎启膈汤治疗中晚期食道癌 36 例. 吉林中医药，2004，24（10）：23 - 24

## 通灵丸

三棱 30g 莪术 30g 白花蛇舌草 30g 硼砂 10g 露蜂房 30g 僵蚕 30g 壁虎 30g 砂仁 10g 茯苓 20g 蜂蜜

【用法】共为细末，用蜂蜜制丸，每丸重 9g，口服或含化，每日 1 次，每次 1 丸，30 天为 1 个疗程。

【功效】扶正祛邪，降逆化痰，化瘀散结解毒。

【适应证】**食管癌。**

【疗效】以本方治疗食管癌及胃癌患者 120 例，结果治愈 46 例，好转 69 例，未愈 5 例，总有效率 95.83%。

【来源】刘根安，朱秀敏，刘世和. 通灵丸治疗食管癌与胃癌的探讨与实践. 中国医药指南，2003，（12）

## 灵仙二草汤

威灵仙 半枝莲 白花蛇舌草各 50g 水蛭 15g

【用法】水煎服，每天2次，每日1剂。

【功效】清热解毒，活血化瘀，软坚散结。

【适应证】**中晚期食道癌。**

【疗效】以本方治疗中晚期食道癌18例，结果有效（临床症状明显减轻，如吞咽困难缓解，能进食流质或半流，胸骨后疼痛减轻或消失，食道吞钡或胃纤镜检查病灶缩小，生活质量提高，生存期延长12个月以上者）12例，平均生存期18.5个月；稳定（临床症状减轻，病情稳定，能进食流质，病灶无缩小，生活质量能维持，延长生存期10~12个月者）4例，平均生存期7.5个月；无效（病情恶化，勉强服药，于3个月内死亡）2例。总有效率88.8%，生存期平均13个月。

【来源】林时永. 灵仙二草汤治疗食道癌18例疗效观察. 新中医，1997，29（7）：39-40

## 圣和散

党参150g　太子参150g　玄参300g　炒白术300g　薏苡仁90g
土元90g　肉苁蓉100g　白砒0.5g　白花蛇舌草300g　补骨脂60g
伸筋草60g　甘草60g

【用法】以上药共研为极细末拌匀，每次3g，每天2次。

【功效】扶正抗癌。

【适应证】**中晚期食管癌。**

【疗效】以本方联合放疗治疗中晚期食管癌76例，结果治疗组完全缓解39例，部分缓解29例，稳定6例，进展2例，有效率89.47%；吞咽困难缓解时间为（5.7±1.4）天；1、3、5年生存率治疗组分别为77.63%（59/76）、40.79%（31/76）、30.26%（23/76）；生活质量者上升52例，稳定者18例，下降者6例；76例中死亡53例，中位生存期21.5个月；病例中死亡原因未控21例，复发28例，转移4例；放射性食管炎发生率治疗组2例（2.6%）。

【来源】夏跃胜，王建华，刘星. 圣和散联合放射治疗中晚期食管癌临床观察. 中国中西医结合外科杂志，2001，7（6）：363-365

## 🪷 食管逐瘀汤

党参15g　黄芪20g　全瓜蒌15g　生半夏10g　海藻10g　昆布10g　代赭石30g　郁金15g　白花蛇舌草30g　半支莲30g　赤芍15g　桃仁10g　蜈蚣2条（研末冲服）　壁虎1条（焙干研末冲服）

【用法】水煎服，每天2次，每日1剂。

【功效】补益气血，行气化滞，活血化瘀，清热解毒，软坚散结。

【适应证】**中晚期食管癌。**

【疗效】以本方联合放疗治疗中晚期食管癌48例，结果满意15例，基本好转24例，部分好转6例，无变化3例；病情好转时间为21～28天，平均（24.00±2.21）天；有19例出现不同程度的放射性食管炎；白细胞下降至$4.0 \times 10^9/L$以下者有6例。

【来源】张士义，李宝禹，段林生．食管逐瘀汤与放射治疗中晚期食管癌48例疗效观察．中国全科医学，2003，6（1）：79

## 🪷 壁虎硼砂粉

壁虎粉400g　硼砂200g　大麦粉500g

【制法】将壁虎粉和大麦粉放置锅中，用文火炒至焦黄色为度，出锅冷却后和硼砂拌均匀即成。

【用法】上药每次10g，每日3次，用梨汁或牛奶送服，1个月为一疗程。

【功效】破坚散结，清热解毒，防腐化痰，行气健脾消食。

【适应证】**食管癌。**

【疗效】以本方治疗食管癌48例，结果23例显效（服药60～10天，排出大量黏液，能进食半流汁，服药2～3个疗程后吞咽梗塞感消失，能服正常饮食，存活3年以上）；24例有效（服药1～3个疗程后，能进半流汁，存活1～3年）；1例无效（服药后症状和体征无任何改善，存活不到1年），总有效率97.9%。

【来源】周建斌，周建华．壁虎硼砂粉治疗食管癌48例．浙江中医杂志，35（6）：239

## 通噎汤

生南星 10g　生半夏 10g　全瓜蒌 30g　桃仁 12g　红花 12g　炮山甲 12g　干蟾皮 6g　沉香 6g　水蛭 6g

【用法】水煎服，每天 2 次，每日 1 剂。

【功效】化痰散结，逐瘀通管。

【适应证】**食道癌吐黏痰。**

【临证加减】气阴两虚加太子参、石斛、玉竹；血虚加当归、黄芪；热毒盛者加白花蛇舌草、半枝莲、蒲公英、山豆根；水肿加猪苓、茯苓、薏苡仁；大便干结加大黄、枳实；淋巴结肿大加生牡蛎、海藻。

【疗效】以本方治疗食管癌吐黏痰患者 48 例，结果显效（吐黏痰症状消失，吞咽困难及梗阻症状基本消失，其他症状亦明显好转）42 例，占 87.5%；好转（吐黏痰症状明显好转，其他症状亦有所改善）5 例，占 14.17%；无效（吐黏痰症状未减轻，其他症状亦无明显改善）1 例，占 2.44%。

【来源】周琳. 通噎汤治疗中晚期食道癌吐黏痰 48 例. 江西中医药，2006，37（281）：27

## 南星方

生半夏 15～30g　生南星 15～30g　陈皮 9g　丹参 15～30g　三棱 9～12g　莪术 15g　王不留行 15g　急性子 15～30g　石见穿 30g　藤梨根 30g　半枝莲 30g　壁虎 3 条

【用法】水煎服，每天 2 次，每日 1 剂。

【功效】燥湿化痰。

【适应证】**食管癌咳吐黏液痰。**

【临证加减】气阴两虚、痰瘀凝结者，加太子参 20～30g、麦门冬 9～12g、黄芪 15～30g、赤芍 15g、郁金 12g、瓜蒌皮 15g；脾失健运、痰饮内停者，加炒党参 15～30g、白术 9～12g、茯苓 15～30g、厚朴 6g、砂仁 3～4.5g、薏苡仁 30g、车前子 12～20g；胃气上逆、痰阻中焦者，加旋覆花 15～20g、代赭石 30g、枳壳 9g、香橼 12g、柴胡 9g、绿萼梅 9～12g、姜竹茹 9g、莱菔子 9～15g。

【疗效】以本方治疗食管癌咳黏液痰患者 10 例，结果显效（黏液痰基本消除）6 例，占 60%；有效（痰量减少一半）3 例，占 30%；无效（痰量不变）1 例，占 10%，总有效率 90%。

【来源】李蕾，金长娟. 夏星方在食管癌黏液痰中的应用. 现代中西医结合杂志，2000，9（8）：1445

## 旋覆通膈汤

旋覆花 10g 代赭石 急性子 女贞子 红枣各 15g 仙半夏 炒党参 当归 天门冬 麦门冬各 12g 公丁香 3g 沉香 炙甘草各 6g 生黄芪 北沙参 威灵仙 仙鹤草各 30g

【用法】水煎服，每天 2 次，每日 1 剂。饮水困难者分 3～4 次口服，60 日为一疗程。

【功效】益气养阴，降逆化痰，祛瘀散结。

【适应证】中晚期食道癌。

【疗效】以本方治疗中晚期食道癌 18 例，结果稳定 15 例，占 83.3%，进展 3 例，占 16.7%；按临床疗效标准：显效 4 例，占 22.22%；有效 12 例，占 66.67%；无效 2 例，占 11.11%，总有效率 88.89%。

【来源】应栩华. 旋覆通隔汤治疗老年中晚期食道癌 18 例临床观察. 浙江中医杂志，1998，(6)：248

## 益气活血方

黄芪 30g 太子参 30g 白术 10g 茯苓 15g 五味子 10g 丹参 30g 鸡血藤 30g 地龙 15g 赤芍 15g 甘草 10g

【用法】水煎服，每天 2 次，每日 1 剂。

【功效】益气活血。

【适应证】晚期食管癌。

【疗效】以本方联合放化疗治疗中晚期食管癌 31 例，结果完全缓解 4 例（12.9%），部分缓解 16 例（51.6%），稳定 10 例（32.3%），进展 1 例（3.2%），CR＋PR15 例（64.5%）；6 个月内转移率为 12.9%，1 年转移率 38.7%；1 年、1.5 年、2 年生存率分别为 83.8%、62.3%、25.8%。

【来源】王涛，付显成，赵增虎，等．益气活血方在晚期食管癌综合治疗中作用．河南肿瘤学杂志，2000，13（1）：35－36

## ✿ 益气通瘀汤

红参　黄芪各20g　白术　当归　生地黄各15g　红花　桃仁　蜈蚣　全蝎各10g　厚朴　砂仁各15g

【用法】水煎，分成3份，早、中、晚各服1次，若吞咽困难者每次50ml，每半小时服1次。

【功效】破血祛瘀。

【适应证】**中晚期食管癌。**

【疗效】以本方治疗中晚期食管癌45例，结果显效28例，显效率62%；好转9例，好转率20%；有效5例，有效率11%；无效3例。疼痛改善者37例，止痛率达82%；呕吐改善者32例，占71%；所有患者生活质量皆有所提高。

【来源】褚世金．益气通瘀法治疗中晚期食管癌45例．湖南中医药导报，2000，6（10）：26

## ✿ 启膈散

丹参　沙参　茯苓　郁金各15g　砂仁　川贝母各9g　杵头糠5g

【用法】水煎服，每天2次，每日1剂。

【功效】理气化痰，开郁散结。

【适应证】**晚期食管癌（痰气交阻型）。**症见：吞咽梗塞，胸膈痞满或疼痛，情志舒畅时症状稍减，嗳气或呃逆，或呕吐痰涎食物，口干咽燥，纳呆，大便坚涩，舌偏红、苔腻，脉弦滑。

【疗效】治疗20例，吞咽困难有明显改善达75%，胸骨后疼痛缓解率78%，可明显提高生活质量，存活达1年以上。

【来源】陈玉琨，黄学武．晚期食管癌20例的中医治疗．新中医，1998，30（3）：35－36

## ✿ 通幽汤

生地黄　熟地黄　当归各15g　桃仁10g　红花　升麻　炙甘草

各 6g

【用法】水煎，每天 2 次，每日 1 剂。

【功效】理气活血，祛瘀散结。

【适应证】**晚期食管癌（气滞血瘀型）**。症见：胸膈疼痛，进食梗阻，食不得下而复吐出，甚至水饮难下，吐出物如豆汁，形体消瘦，面色晦滞，大便坚如羊屎，舌红少津、苔薄黄，脉细涩。

【疗效】治疗后吞咽困难有明显改善，只能进食全流的患者均可进食半流，而疗前只能进食半流的 8 例患者有 6 例可进食软饭；所有患者进食后均无呕吐；9 例胸骨后疼痛的患者有 6 例已无疼痛，而其余 3 例亦有不同程度的改善，所有患者生活质量明显提高，存活达 1 年以上。

【来源】陈玉琨，黄学武. 晚期食管癌 20 例的中医治疗. 新中医，1998，30（3）：35－36

## 五汁安中饮

梨汁　藕汁　牛乳　生姜汁　韭汁

【用法】不拘量频频呷服。

【功效】滋养阴液，清热散结。

【适应证】**晚期食管癌（津亏热结型）**。症见：进食梗塞难下，甚则水饮难咽，形体消瘦，肌肤枯燥，胸背灼痛，口干咽燥，欲饮凉水，五心烦热，大便秘结，舌质红干或有裂纹，脉弦细而数。

【疗效】治疗后吞咽困难有明显改善，只能进食全流的患者均可进食半流，而疗前只能进食半流的 8 例患者有 6 例可进食软饭；所有患者进食后均无呕吐；9 例胸骨后疼痛的患者有 6 例已无疼痛，而其余 3 例亦有不同程度的改善，所有患者生活质量明显提高，存活达 1 年以上。

【来源】陈玉琨，黄学武. 晚期食管癌 20 例的中医治疗. 新中医，1998，30（3）：35－36

## 补气运脾汤

人参　黄芪各 30g　茯苓　白术各 15g　半夏　陈皮　砂仁　甘草各 6g　生姜 3 片　大枣 5 枚

【用法】水煎服，每天2次，每日1剂。

【功效】健脾益气，温阳散结

【适应证】**晚期食管癌（气虚阳微型）**。症见：吞咽梗阻，饮食不下，面色苍白，精神疲惫，形寒气短，泛吐涎沫，面浮足肿，舌淡红胖大、苔白，脉细弱或沉细。

【疗效】治疗后吞咽困难有明显改善，只能进食全流的患者均可进食半流，而疗前只能进食半流的8例患者有6例可进食软饭；所有患者进食后均无呕吐；9例胸骨后疼痛的患者有6例已无疼痛，而其余3例亦有不同程度的改善，所有患者生活质量明显提高，存活达1年以上。

【来源】陈玉琨，黄学武．晚期食管癌20例的中医治疗．新中医，1998，30（3）：35－36

# 第三节　乳腺癌

乳腺癌是女性最常见的恶性肿瘤之一，在我国占全身各种恶性肿瘤的7%～10%，乳腺癌的病因尚不明确，除了与患者的出生地因素有关外，还与以下一些因素有关：内源性或外源性雌激素的长期刺激、病毒、乳腺非典型增生、遗传和家族史、放射线，另外，营养过剩、肥胖、脂肪饮食、可加强或延长雌激素对乳腺上皮细胞的刺激，从而增加发病机会。

乳腺癌临床表现：

（1）乳房肿块：无痛性肿块是绝大多数乳腺癌患者的首发症状，初起较小，临床上难以触及，以后逐渐增大，当长到近1cm大小时，始能察觉。大多数患者往往在无意中触摸到乳房肿块而来就诊。一般肿块单个占绝大多数，表面呈不规则的凹凸不平状，边界不甚清楚，质较硬韧，部分坚硬如石。早期肿块尚能活动，中、后期则活动度差，或固定不移。

（2）乳房疼痛：乳腺癌早期一般不发生疼痛，仅少数患者有隐痛、牵拉痛、刺痛或钝痛；晚期则可有明显的疼痛。也有少数患者以乳房疼痛为乳腺癌的首发症状。

（3）乳头溢液：少数乳腺癌患者可有乳头溢液，颜色可为无色、乳白色、淡黄色、褐色、红色等；性状可呈水样、血样、乳汁样及浆液样；溢液量可多可少。

（4）皮肤改变：乳房皮肤改变与肿瘤部位深浅和侵犯程度有关，病变早期或部位较深者皮肤可正常。病变部位浅表、侵及皮肤及皮下组织并与之粘连，使皮肤凹陷，形成"酒窝征"、橘皮样变。晚期乳腺癌局部溃烂，边缘不整，状如翻花，或深如岩穴，时流污浊血水。乳头湿疹样癌则表现为乳头、乳晕部糜烂，严重者整个乳头被腐蚀脱落。

（5）外形变化：正常乳房的弧形轮廓出现缺损，或者形状发生改变。

（6）乳头异常：晚期乳腺癌由于肿瘤的侵犯可造成乳头的回缩、固定。如肿瘤位于乳头下或甚为接近处，在早期即可见乳头的回缩、凹陷。有时因乳房内纤维组织挛缩，使整个乳房抬高，可见两侧乳头不在同一水平面上。

（7）全身症状：乳腺癌早期一般无明显的全身症状，当发生淋巴结转移时，常在同侧下及锁骨上、下触及肿大之淋巴结。晚期出现消瘦、贫血或恶病质，症见面色苍白，疲乏无力，心悸气短，或五心烦热，午后潮热等。转移之淋巴结质硬融合成团，少数可转移至对侧。当癌肿转移至其他脏器时，则可以引起相应脏器的一系列症状。

乳腺癌属于中医学乳癌范畴，多由情志失调、饮食失节、冲任不调、外感风寒或先天禀赋不足引起机体阴阳平衡失调，脏腑失和而发病。治疗上根据患者不同的证型分别予以疏肝解郁、化痰散结，调摄冲任、理气散结，调补气血、清热解毒，补益气血、宁心安神，健脾和胃。

## 红赤丹汤

红花 30g　赤芍 30g　丹参 30g　鱼腥草 30g　海藻 30g　猪苓 30g
三棱 15g　莪术 15g

【用法】水煎服，每日 1 剂，早晚分服，连服 5 剂为一疗程，休息 2 天以养胃气，继续下一疗程。

【功效】舒肝解郁，活血化瘀，消痰散结。

【适应证】**乳房肿块**。

【疗效】以本方治疗乳房肿块 253 例，结果 242 例，乳房肿块完全消失占 95.6%，余 1 例无效者（均为用药一疗程后未复诊者）占 4.4%。肿块消失病例，一般用药 2 ~ 3 个疗程，最短者为 1 个疗程，最长 7 个疗程，平均用药 10.7 剂。服药过程中患者均无不良反应。随访 6 个月以上未见复发者。

【来源】张立群，李学志，邱南，等.红赤丹汤治疗乳房肿块253例.前卫医药杂志，1998，15（6）：378

## 加减逍遥散

柴胡10g　郁金10g　当归10g　白芍15g　黄芪30g　白术10g
茯苓15g　瓜蒌12g　白芷10g　三七5g（冲服）　重楼15g　龙葵30g
蛇莓20g　紫杉（枝叶同用）15g　甘草4g

【用法】水煎服，每天2次，每日1剂。疗程与化疗同步。

【功效】疏肝理脾，扶正祛邪，消肿散结。

【适应证】中晚期乳腺癌。

【临证加减】痰瘀较甚者，去白芍，加制南星6g、法半夏10g、红花或穿山甲6g；气血虚弱较甚者，加人参10g（另炖）、紫河车粉3g（分2次服）；疼痛者，加延胡索10g、乳香5g；食欲不振者，加炭山楂、炒麦芽各15g；腹满者，加陈皮、厚朴各10g；气喘者，加桑白皮15g、苦杏仁10g。

【疗效】以本方加化疗治疗中晚期乳腺癌32例，治疗后瘤体变化部分缓解11例，稳定18例，进展3例，有效率为34.37%；生活质量提高5例，稳定24例，降低3例，提高稳定率90.64%；体重增加10例，稳定18例，降低4例，增加稳定率87.50%；外周血红蛋白、白细胞、肝功能稳定率分别为82.25%、78.13%、96.87%。

【来源】张正习.加减逍遥散治疗中晚期乳腺癌32例临床观察.湖南中医药导报，2002，8（6）：347-349

## 解毒化瘤汤

金银花30g　蒲公英30g　紫花地丁10g　瓜蒌30g　白芷10g　天花粉10g　猪苓30g　黄芪10g　当归10g　生牡蛎30g　穿山甲10g
赤芍10g　甘草6g

【用法】水煎服，每天2次，每日1剂。如肿块消失、无明显症状者或手术及放疗化疗后以中药控制癌症转移者，可每2日1剂，每晚睡前服。此外，每晨起饮西洋参水10～20ml。煎法：将西洋参20g加水200～300ml，微火煎0.5小时后原汤浸泡待用（需冷藏防腐）。

【功效】清热解毒，化瘀散结。

【适应证】**乳腺癌**。

【临证加减】肿块初起，质硬不痛者，加夏枯草 30g、僵蚕 10g、蜂房 10g；皮肤溃破流黄水、渗血者，加白花蛇舌草 10g、枳壳 10g、薏苡仁 30g；破溃翻花、流脓恶臭者，加浙贝 10g、土茯苓 30g；胸闷憋气、咳嗽咯痰者，加桔梗 10g、法半夏 10g；气虚乏力、失眠头晕者，加远志 10g、丹参 10g、党参 10g、茯苓 10g；化疗后出现恶心呕吐者加陈皮 10g、竹茹 10g，减黄芪、当归。

【疗效】以本方治疗乳腺癌 12 例，结果 12 例患者中，未经手术及放疗、化疗，单纯服中药治疗的 2 例患者，治疗后症状相对稳定，肿块虽未消失，但较长时间未再进展，分别随访 8 年、10 年，仍能如常人一样生活。其中 1 例近 4 年局部时有流黄水渗出外亦无其他不适。4 例颈、锁骨上淋巴结转移者，经治疗肿大之淋巴结消失，完全痊愈，随访 5 年体健。对侧乳腺转移者服药 1 年后肿块消失，随访 5 年体健肺门转移者经治疗 6 年后因流感高热心衰死亡。其余 4 例经手术、放疗、化疗后服中药者，随访 5 年以上未发现转移或复发。

【来源】焦茂. 解毒化瘤汤治疗 12 例乳腺癌临床观察. 南京铁道医学院学报，1998，17（2）：139 – 140

## 🪷 养血汤

黄芪 50g　党参 20g　茯苓 10g　白术 10g　熟地黄 12g　淮山药 20g　黄精 15g　枸杞子 15g　女贞子 15g　当归 20g　川芎 15g　阿胶 10g（烊化）　白芍 8g　麦门冬 15g　焦麦芽　神曲　山楂各 9g　甘草 6g

【用法】水煎服，每天 2 次，每日 1 剂。

【功效】健脾益气，活血补血，滋肾养阴。

【适应证】**乳腺癌**。

【疗效】以本方配合化疗治疗乳腺癌 96 例，治疗前、治疗后第 7 天及第 21 天患者白细胞（$\times 10^9$/L）、血小板（$\times 10^9$/L）计数、血红蛋白（g/L）含量分别为 6.3 ± 0.7，4.1 ± 0.8，4.2 ± 1.0；180.6 ± 40.2，170.2 ± 38.0，168.2 ± 37.2；116.2 ± 16.3，114.4 ± 17.2，111.5 ± 20.1。提示养血汤辅助治

疗对 CTF 化疗的患者骨髓造血功能有明显保护作用。

【来源】周恩相，文明星．自拟养血汤对乳腺癌 CTF 辅助化疗患者骨髓造血功能的保护作用．实用预防医学，2006，13（4）：997－998

## 乳核消酒剂

炮山甲 6～10g　全蝎 3～5g　蜈蚣 1～2 条　大黄 10～15g　麻黄 10g　黄酒 200g

【用法】上药混合装瓶浸泡 6 小时后隔水炖约 30～45 分钟，滤渣取酒浸液 60ml，每日 1 次口服，5 天为 1 个疗程。

【功效】行气破瘀，化痰消积。

【适应证】乳房纤维瘤。

【临证加减】伴心烦易怒，胸闷短气者加服逍遥丸；伴乳房不适，胸胁牵痛者，见舌质暗红，苔白，脉弦细，上药加半夏、五灵脂适量。

【疗效】以本方治疗乳房纤维瘤 34 例，结果痊愈：乳房肿块消失，计 16 例。好转：肿块缩小，计 14 例。无效：无明显变化，计 4 例。

【来源】刘召勇．乳核消酒剂治疗乳房纤维瘤 34 例．河南中医，2004，24（11）：49

## 乳康 I 方

黄芪 30g　当归 15g　山慈菇 10g　半枝莲 30g　薏苡仁 30g　莪术 10g　白花蛇舌草 30g　补骨脂 15g　凤尾草 30g　八月札 15g

【用法】加工成 50mg/袋，生药量 2.159/mg，每次 50mg，日 2～3 次，连服 15 天，与化疗方案同步服用 2～3 个周期后观察疗效。

【功效】益气养血，祛瘀解毒，疏肝散结。

【适应证】乳癌。

【疗效】以本方配合化疗治疗乳癌 61 例，结果完全缓解 17 例，部分缓解 39 例，稳定 5 例，有效率为 91.8%；有淋巴转移 13 例（21.31%），无淋巴转移 48 例。

【来源】李湘奇，王莹，赵树廷，等．乳康 I 方抑制乳癌转移 61 例临床观察．中国中医药科技，2003，10（5）：305－306

## 乳瘤消膏

方1：牛蒡子150g　川芎120g　附子　草乌　肉桂　赤芍　白芷　僵蚕　红花　木鳖　穿山甲各60g　生半夏　生南星各30g　麻油5kg

方2：血竭　乳香　没药　冰片各60g　阿魏100g　苏合油120g　麝香15g

【用法】将方2共为细面密封备用；方1共为粗末，在麻油内以文火熬至焦黑（约2小时），过滤弃渣，重在火上加热，熬至滴水成珠，加入新型材料收膏，以软硬适中为度。此时将方2细面加入离火，搅匀后摊在无纺布上即成。摊药面积约6cm×6cm，厚度3mm，装入塑料袋密封备用。患者乳房肿块处皮肤以酒精消毒，将膏药烘软，趁热贴于患处，每张膏药贴7天。4天后按前法重复使用。每月使用3贴，2个月为1个疗程。疗程结束后每半个月复诊1次。

【功效】温经通络，涤痰化瘀，软坚散结。

【适应证】**乳房肿块。**

【疗效】180例患者经治疗1～2个疗程，痊愈76例，显效88例，无效16例，总有效率91.1%。无效病例均为乳房纤维腺瘤。2例乳腺癌患者经乳瘤消膏治疗，1例溃烂面愈台，1例肿块变小后行乳癌根治术，治疗及观察期间未行化疗及放疗。

【来源】海志刚. 乳瘤消膏治疗乳房肿块18例. 四川中医，2003，21（2）：50－51

## 消核丹

白芥子　王不留行　重楼各12g　八角金盘6g　薏苡仁40g　全瓜蒌　香附子各12g　淫羊藿15g　仙鹤草30g　炮山甲9g　黄芪30g　当归12g

【用法】水煎服，每天2次，每日1剂。

【功效】疏肝理气，解毒散结。

【适应证】**乳腺癌。**

【临证加减】局部疼痛者加延胡索15g、郁金15g；伴淋巴转移加天葵子10g、海藻10g、昆布10g、浙贝母15g；伴骨转移者，加补骨脂15g、透骨草15g；伴肺转移者，加南北沙参15g各、云雾草10g；伴失眠者，加北秫米

15g、淮小麦 15g、炙甘草 10g、生龙骨 30g、生牡蛎 30g；乳头流水者，加金樱子 15g、蒲公英 15g、乌梅 10g；胁肋筋胀不舒者，加伸筋草 15g、威灵仙 15g。

【疗效】以本方治疗乳腺癌 49 例，结果痊愈（肿块明显缩小，疼痛消失，各项化验指标恢复正常 5 年以上者）计 2 例；显效［病灶明显好转（伴症消失、肿块缩小、疼痛消失），各项化验指标正常达 2 年以上者］计 21 例；有效（病灶有好转，化验指标有所改善者）计 24 例；无效（治疗前后病灶未见变化者）计 2 例。总有效率为 95.92%。

【来源】潘苏白．消核丹治疗乳腺癌 4 例报告．江苏中医，2000，21（9）：24

## 🪷 消瘀散结灵

大黄 50g　黄柏 50g　藏莲 15g　红花 10g　炙乳香　没药各 10g
炮穿山甲 15g　冰片 7g　白花蛇舌草 50g　海藻 15g　重楼 10g

【用法】上药共研细末，装瓶备用，未溃破者上药加鲜鬼针草、生葱、红糖适量共捣如泥，温水调匀外敷；溃破者加生蒲黄适量，将药粉撒于创面，外覆纱布固定。每日换药 1 次，连用 7 日为 1 个疗程，隔 3 日后进行下一疗程治疗。

【功效】清热解毒，消瘀散结。

【适应证】乳房肿瘤。

【疗效】以本方治疗乳房肿瘤 163 例，结果 136 例良性肿瘤全部获效，其中 74 例痊愈，41 例显效，21 例好转，27 例恶性肿瘤 12 例显效，9 例好转，6 例无效。

【来源】杨品丽，杨永寿．消瘀散结灵治疗乳房肿瘤 163 例．中国民间疗法，2002，10（10）：26

## 🪷 调神攻坚汤

柴胡 25g　黄芩 15g　苏子 30g　党参 30g　夏枯草 30g　王不留行 90g　牡蛎 30g　瓜蒌 30g　石膏 30g　陈皮 30g　白芍 30g　花椒 5g
甘草 6g　大枣 10 枚

【用法】将药入砂锅或搪瓷锅内，放水 1000ml，浸泡半小时后，用文火煮，煮沸后再煮 20 分钟，温服，每日 1 剂，日服 2 次。第三次再以水 1500ml 煎煮 20 分钟后，乘热熏洗外敷按摩乳房肿块。服药期间忌食辛辣发物（如海味、韭菜、鸡蛋、牛肉、香菜、扁豆、辣子等）。良性肿瘤患者服药时间 21 天一个疗程；恶性肿瘤患者要坚持服药 3 个月一个疗程。

【功效】疏肝理气，攻坚破瘀，消肿止痛。

【适应证】**乳腺各种良、恶性肿瘤。**

【疗效】以本方治疗乳腺良性肿瘤 80 例，治疗 1～3 个疗程，乳房腋下淋巴结胁肋肿痛压痛消失，肿块全无，临床治血率 97.58%，有效率 100%。

【来源】周黎仁，王兴燕，陈志丽.调神攻坚汤治疗乳腺良性肿瘤 80 例临床观察.实用中西医结合杂志，1998，11（8）：722

## 开郁消

蒲公英 30g　柴胡　白芍　当归　茯苓　白术各 9g　白花蛇舌草　半枝莲　鸡血藤各 18g　红花　甘草各 6g　焦山栀　淫羊藿各 12g

【用法】水煎服，每天 2 次，每日 1 剂。30 日为 1 个疗程。

【功效】疏肝理气，活血化瘀，软坚散结。

【适应证】**乳腺肿瘤。**

【临证加减】阳虚者，加附子 15g；气虚者，加黄芪 30g、怀山药 15g、党参 15g；疼痛者，加延胡索 15g、川楝子 15g、制香附 15g；阴虚者，加女贞子 15g、旱莲草 15g。

【疗效】以本方治疗乳腺肿瘤 10 例，结果 6 例痊愈（局部肿块消除）；2 例有效（肿块变软缩小）；2 例无效（局部肿块无改善），总有效率为 80%。

【来源】王君斐.开郁消治疗乳腺肿瘤 10 例.浙江中医杂志，1998，（6）

## 乳溢汤

当归　茯苓　白术　山慈菇　郁金　川楝子　鹿角霜各 15g　赤芍　瓦楞子　白花蛇舌草各 30g　柴胡　生甘草各 10g　蜈蚣 2 条

【用法】水煎服，每天 2 次，每日 1 剂。1 个月为一疗程，服 2 个月经周期。

【功效】活血化瘀，疏肝理气，软坚散结。

【适应证】**乳腺导管瘤**。

【临证加减】乳头溢液为血性者加三七粉 3g、生地黄榆 30g、茜草 15g；伴有疼痛者加用地龙 10g、乌蛇 10g；乳头溢液为脓性者加用鱼腥草 30g、木通 10g。

【疗效】以本方治疗乳腺导管瘤 50 例，3 个月统计疗效。结果痊愈 28 例，显效 10 例，有效 5 例，无效 7 例，总有效率 86%。

【来源】刘烨，杨晨光，魏琳．乳溢汤治疗乳腺导管瘤 50 例．陕西中医，2000，21（5）：206

## 🪷 疏肝活血散结汤

柴胡 6g  青陈皮  全蝎各 5g  赤白芍各 15g  当归  郁金  延胡索  浙贝母  王不留行  山慈菇各 12g  山棱  莪术各 7g  淫羊藿 12g  昆布 15g  夏枯草 18g

【用法】水煎服，每天 2 次，每日 1 剂。20 剂为一疗程。同时服维生素 E、维生素 C。

【功效】疏肝解郁，化痰散结，活血破瘀，调节性激素。

【适应证】**乳房良性肿块**。

【临证加减】刺痛甚者，加丹参 15g 或桃仁 12g；胀痛甚者，加广木香 6g（后下）、瓜蒌 30g 或枳壳 9g；窜痛甚者，加川楝子 12g；隐痛重者，用白芍可加至 30g；肿块质硬者，加金钱草 30g；纳少脘痞，神疲便溏者，可加党参 15g、白术 10g。

【疗效】以本方治疗良性肿瘤 95 例，结果治愈 53 例，显效 37 例，有效 5 例，治愈率 55.8%；服 3~4 个疗程治愈 33 例，服 5~6 个疗程治愈 3 例。共治愈 89 例，显效 6 例，治愈率达 93.68%。

【来源】王晓云．疏肝活血散结汤治疗乳房良性肿块 95 例．浙江中西医结合杂志，1999，9（4）：246

## 🪷 万消丸合雄麝散

万消丸：乳香  没药各 12g  雄黄 10g  当归  炙甲片  天虫  制香附各 20g  蟾酥  甘草各 1g

雄麝散：全虫　蜈蚣　蟾酥各10g　僵蚕　炙穿山甲各20g　雄黄30g　麝香　冰片少许

【制法】诸药研细末，与米粉浆拌匀，制成黄豆大丸剂，烘干备用，每日8次，每次2粒，饭后服。雄麝散诸药研成细末，过120目筛，瓶贮备用。以万消丸内服，局部配合外贴雄麝散。

【功效】散结消肿。

【适应证】**乳房肿块。**

【疗效】治疗乳房肿块45例，结果近愈39例，显效4例，无效2例，总有效率达95.6%。

【来源】张扬．"万消丸"治疗乳房肿块45例．江苏中医，1993，（8）：15

## 🪷 乳结灵

柴胡　郁金　女贞子各12g　红花　当归　昆布　海藻　何首乌　茯苓各15g　延胡索　半夏　炒白术各10g

【用法】共煎2遍，每遍50分钟，取汁浓缩、烘干研面装胶囊，每粒含药粉0.5g，每次服3粒，每日3次。

【功效】行气化瘀，疏肝健脾，滋肾调冲任。

【适应证】**乳腺囊性增生。**

【疗效】以本方治疗乳腺囊性增生患者200例，结果治愈146例，显效31例，有效18例，无效2例，总有效率97.5%。

【来源】李虎臣，赵素云，刘光茂．乳结灵治疗乳腺囊性增生病的临床研究．河北中医，1999，21（6）：339

## 🪷 升白汤

生黄芪15～30g　生地黄　熟地黄各30g　太子参15～30g　白术10g　茯苓20g　半夏　补骨脂　当归各10g　枸杞子　女贞子　何首乌　黄精各15g　知母6g　鸡血藤15～30g　巴戟天9g　淫羊藿10～15g　菟丝子10～20g　丹参30g　甘草6g

【用法】水煎服，每天2次，每日1剂。

【功效】益气养血，活血化瘀。

【适应证】**乳腺癌术后化疗所致白细胞减少。**

【临证加减】阳虚畏寒者，加附片6g、肉桂3g；若肝气郁结者，加香附10g、柴胡10g；肝胃不和者，加青皮10g、陈皮10g、砂仁6g、木香6g；若肝脾不和者，加炒白术10g、枳壳各10g；失眠者，加夜交藤30g、远志15g。若脾胃尚健者，仅以黑木耳一味。洗净焙干研面，每日以15～30g，分3～4次冲服。

【疗效】以本方联合CMF化疗方案治疗乳腺癌术后患者80例，结果显效（以白细胞净增$2 \times 10^9$/L以上或总数达$5 \times 10^9$/L）40例；有效（白细胞净增$1 \times 10^9$/L以上或总数达$4 \times 10^9$/L）38例；无效（白细胞不增）2例。总有效率为97.5%。

【来源】张春玲，刘志杰. 自拟升白汤治疗乳腺癌化疗致白细胞减少80例. 辽宁中医学院学报，2001，3（2）：121

## 增髓汤

竹茹10g　鸡内金10g　骨碎补15g　炙龟板20g　夜交藤30g　鸡血藤30g　黄芪15g　浮小麦15g　天花粉15g　麦门冬15g

【用法】水煎服，每天2次，每日1剂，中午和晚上饭后30分钟服用。

【功效】补肾增髓。

【适应证】**乳腺癌术后所致的骨髓抑制。**

【疗效】增髓汤对化疗后引起的骨髓抑制有保护作用。

【来源】张宏，李国康. 增髓汤对乳腺癌术后化疗改善骨髓抑制的研究. 实用医学杂志，2005，21（13）：1481－1482

# 第三章
# 腹部肿瘤

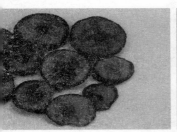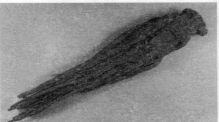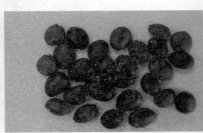

# 第一节  胃  癌

胃癌约占胃恶性肿瘤的95%以上。每年新诊断的癌症病例数中,胃癌位居第四位,在癌症病死亡率中排列第二位。虽然胃癌全球总发病率有所下降,但2/3胃癌病例分布在发展中国家,尤以日本、中国及其他东亚地区高发。该病在我国仍是最常见的恶性肿瘤之一,死亡率下降并不明显。男性胃癌的发病率和死亡率高于女性,男女之比约为2∶1。

胃癌的诊断主要依据内镜检查加活检以及X钡餐。早期诊断是根治胃癌的前提。对下列情况应及早和定期检查:①40岁以上,特别是男性,近期出现消化不良、呕血或黑粪者;②慢性萎缩性胃炎伴胃酸缺乏,有肠化或不典型增生者;③良性溃疡但胃酸缺乏者;④胃溃疡经正规治疗2个月无效,X线钡餐提示溃疡增大者;⑤X线发现大于2cm的胃息肉者,应进一步做胃镜检查;⑥胃切除术后10年以上者。

胃癌属于中医学"噎膈"、"反胃"、"癥瘕"、"积聚"、"伏梁"、"胃脘痛"等范畴。病位在胃,是由于感受邪毒,情志抑郁,饮食损伤,宿有旧疾等因素,导致脏腑功能失调,气机受阻,血行不畅,痰癖毒结所致。

## ❀ 养正消瘤汤

生黄芪30g  炒白术10g  枸杞子15g  何首乌15g  藤梨根15g
土茯苓30g

【用法】水煎服,每天2次,每日1剂。

【功效】养正消瘤。

【适应证】**中晚期胃癌。**

【疗效】64例胃癌患者中,治疗满1年以上者64例,存活63例,1年生存率为98.43%;治疗满3年以上者52例、存活43例,3年生存率为82.69%;治疗满5年以上者35例,存活21例,5年生存率为60%。其中Ⅲ期43例,1、3、5年生存率分别为100%、85.6%和62.5%;Ⅳ期15例,依次为93.33%,51.82%,42.85%。

【来源】陈长怀，宋莉，王桂绵，等. 养正消瘤汤伍用化疗治疗中晚期胃肠癌临床观察. 中国中西医结合杂志，1994，增刊：140－141

## 🪷 升血汤

生黄芪　太子参　鸡血藤各30g　白术　茯苓各10g　枸杞子　女贞子　菟丝子各15g

【用法】水煎服，每天2次，每日1剂。

【功效】益气健脾，补气养血，滋肝补肾。

【适应证】**晚期胃癌。**

【疗效】远期疗效：升血汤组患者平均生存期3.188年，对照组平均生存期为1.12年（除外现在存活1例，其余生存期均仅为5.3个月）。升血汤组64例中，3年存活37例占54.8%，5年存活22例占34.4%。单纯化疗组17例中3年存活3例占17.6%，5年存活1例占5.9%。

【来源】饶燮卿，郁仁存，胡玉芳，等. 升血汤配合化疗治疗中晚期胃癌的远期疗效观察. 中国中西医结合杂志，1994，14（6）：366

## 🪷 张镜人经验方

太子参10g　炒白术10g　白芍10g　炙甘草3g　白扁豆10g　山药10g　灵芝10g　黄精10g　当归10g　八月札30g　蛇果15g　白英15g　白花蛇舌草30g　炒谷芽12g

【用法】水煎服，每天2次，每日1剂。

【功效】健脾和胃，益气养血，抗癌。

【适应证】**胃癌术后。**

【临证加减】胃脘部胀满者加香附10g，郁金10g；胃脘部刺痛者加延胡索10g，刺猬皮10g；恶心呕吐者加制半夏10g，陈皮10g；纳呆者加山楂、神曲各12g，鸡内金5g；夜寐不安者加合欢皮15g，夜交藤30g；盗汗者加煅龙骨（先煎）30g，煅牡蛎（先煎）30g；心悸者加浮小麦30g，炙远志3g；眩晕者加枸杞子10g，白蒺藜10g；腰酸者加炒杜仲15g；大便溏薄者加炮姜炭10g。另加服保和片，每次4片，每日3次，餐前温开水送服；口干舌红者加南沙参10g，石斛10g；胃镜下见残胃炎加凤凰衣10g，芙蓉叶15g；息肉增生者加生牡蛎 30g，白细胞减少者加猪殃殃 30g。

【来源】张镜人. 胃癌术后如何辨证治疗. 上海中医药报，2006 年 5 月 26 日（006）

## 🪷 周仲瑛经验方

南沙参 北沙参各 10g 麦冬 10g 太子参 10g 法半夏 10g 煅瓦楞子 20g 泽漆 12g 山慈菇 12g 八月札 12g 公丁香 5g 丹参 12g 失笑散（包）10g 肿节风 20g 石打穿 20g 急性子 10g 仙鹤草 15g 炙刺猬皮 15g 独角蜣螂 2 只 守宫 5g

【用法】水煎服，每天 2 次，每日 1 剂。

【功效】益气养阴，行气，化痰，消瘀，攻毒。

【适应证】贲门癌。症见：饮食有时梗塞不下，吞咽不畅，进食面条、米饭、馒头有噎塞感，口干不显，苔黄薄腻，质偏红，脉小弦滑。

【来源】王小坤，顾勤，周仲瑛，等. 周仲瑛教授应用复法辨治胃癌 1 则. 吉林中医药，2011，31（11）：1104－1105

## 🪷 健脾抗癌方

太子参 15g 炒白术 15g 茯苓 10g 清半夏 10g 陈皮 10g 生蒲黄（包煎）10g 炒蜂房 4g 九香虫 6g 白屈菜 10g 砂仁 6g 藤梨根 15g 虎杖 15g 生麦芽 30g 鸡内金 30g 白花蛇舌草 30g 半枝莲 15g 甘草 6g

【用法】水煎服，每天 2 次，每日 1 剂。

【功效】健脾燥湿，清热解毒，消食化积。

【适应证】中晚期胃癌。

【临证加减】肝胃不和者，加柴胡 10g、白芍 15g、川楝子 15g、旋覆花 10g、代赭石 15g；胃阴不足者，加北沙参 15g、麦门冬 10g、玉竹 10g、天花粉 12g、石斛 10g、鳖甲 10g；瘀毒内阻者，加桃仁 10g、川芎 10g、延胡索 10g、白及 10g、三七粉（冲）3g；脾胃虚寒者，加制附子 10g、干姜 10g、肉桂 8g、诃子肉 10g、儿茶 10g；痰湿凝结者，加瓜蒌皮 10g、川贝母 10g、枇杷叶 10g、桔梗 10g、猪苓 15g、防己 15g；气血双亏者，加熟地黄 12g、当归 10g、白芍 15g、生黄芪 30g、何首乌 15g、川芎 10g。

【疗效】临床症状缓解总有效率为 78.75%。瘤体完全消失 3 例，部分缩小 7 例，稳定 16 例，恶化 7 例，总缓解率 30%。

【来源】徐晓燕，石怀芝．金龙胶囊合并中药治疗胃癌 33 例疗效观察．北京中医，2001，2：61 - 62

## 健脾益气方

党参 30g　白术 10g　茯苓 15g　黄芪 30g　太子参 30g　龙眼肉 15g

【用法】水煎服，每天 2 次，每日 1 剂。3 个月一疗程。

【功效】益气健脾。

【适应证】**胃癌**。症见：乏力、纳呆、神疲、腹胀、便溏等。

【疗效】神疲乏力、纳呆、腹胀便溏症状明显改善。

【来源】王德燕．健脾益气中药治疗胃癌 35 例临床观察．河北中医，2000，6（4）：382 - 383

## 温阳健脾抗癌方

黄药子 15~30g　肉桂 10g　干姜 10g　生黄芪 30g　党参 25g　续断 15g　沙苑子 15g　陈皮 10g　代赭石 30g　藤梨根 30g　白花蛇舌草 30g　槟榔 20g　莪术 10g　生姜 5g　大枣 10g

【用法】水煎服，每天 2 次，每日 1 剂。

【功效】温寒化瘀，健脾降胃，解毒抗癌。

【适应证】**胃癌**。

【临证加减】气阴亏损者，加太子参 30g、黄精 10g、熟地黄 18g；大便干结者，加生大黄 10g、番泻叶 6g；痛甚加蜈蚣 3 条、全蝎 5g；恶心呕吐者，加炒竹茹 15g、姜半夏 10g；食不消化者，加神曲 15g、莱菔子 15~30g、谷芽 30g；中阳虚甚者，加附子 10g、高良姜 10g、佛手 10g。

【疗效】单纯中药组中 50 例经随访 1、3、5 年生存率分别为 84%、56.4%、45.4%，中位生存期为 2.45 年，而中药加化疗组经随访 30 例中，1、3、5 年生存率分别为 76.7%、53.3%、43.3%，中位生存期为 1.73 年。

【来源】杨继泉，张斌斌．中医药治疗中晚期胃癌 102 例临床疗效分析．中医杂志，

2000，41（8）：483－484

## 四平散

郁金　枳壳　陈皮　甘草　白术　川楝子各10g　代赭石　白英　藤梨根　野葡萄根各30g

【用法】水煎服，每天2次，每日1剂。

【功效】疏肝健脾，解毒抗癌。

【适应证】**中晚期胃癌。**

【疗效】治疗92例中，完全缓解15%，部分缓解49%，稳定22%，客观有效64%。

【来源】王纪东，王丽亚，李夏昀．中西医结合治疗中晚期胃癌92例临床分析．现代中西医结合杂志，2004，13（17）：2281－2282

## 消痰散结方

制南星30g　制半夏30g　茯苓15g　广陈皮15g　炒白术15g　蜈蚣3条　全蝎6g　炙甘草6g

【用法】水煎服，每天2次，每日1剂。

【功效】健脾通络，消痰散结。

【适应证】**中晚期胃癌。**

【疗效】显效5例，有效6例，无效4例，总有效率73.3%。

【来源】吕东来，魏品康．消痰散结方治疗中晚期胃癌15例．中国中西医结合消化杂志，2007，15（6）：401－402

## 加味承气汤

大黄10g　芒硝5g　焦麦芽　焦山楂　焦神曲10g　黄芪10g　当归10g　川芎10g　桃仁10g　红花15g　三棱10g　莪术10g　半夏10g　陈皮10g

【用法】水煎服，每天2次，每日1剂。

【功效】通下攻里，行气活血。

【适应证】**晚期胃癌。**

【疗效】治疗 32 例中，完全缓解 3 例，部分缓解 15 例，稳定 10 例，进展 4 例，总缓解率为 56.25％。

【来源】陈萍，茅国新，顾尔莉，等．双途径化疗配合中药治疗晚期胃癌 32 例．江苏中医药，004，5（12）：24－25

## 扶正抗癌方

太子参 15g　炒白术　茯苓各 12g　生甘草 6g　黄芪　白扁豆　黄精　白花蛇舌草　半枝莲　丹参　生山楂各 30g　陈皮　山药　山茱萸　灵芝草　姜半夏各 9g

【用法】水煎服，每天 2 次，每日 1 剂。

【功效】益气，化痰散结抗癌。

【适应证】中晚期胃癌。

【临证加减】肝胃不和，胃脘胀满，胸胁疼痛，嗳气或呃逆呕吐，加柴胡、延胡索各 9g，代赭石 15g；脾胃虚寒，胃脘隐痛，喜温喜按，或朝食暮吐，便溏浮肿，形寒肢冷，加制附子、吴茱萸各 6g，干姜 3g；痰气交阻，胸腹胀满，吞咽不利或呕吐痰涎，腹胀便溏，加木香 9g，香附 6g；气滞血瘀，胃脘刺痛，拒按，痛有定处，呕吐宿食，加川楝子 10g，三棱 9g；胃阴不足，胃脘灼热隐痛，嘈杂不适，口干欲饮，大便秘结，加生地黄、熟地黄各 15g，石斛 9g。

【疗效】显效 11 例，有效 17 例，无效 12 例，总有效率 70％。

【来源】乔晓洪．扶正杭癌方治疗中晚期胃癌 40 例临床观察．浙江中医杂志，2005，8：342－343

## 清瘀扶正汤

黄芪 40g　白芍 24g　延胡索　草果　乌贼骨　茯苓　炙甘草各 15g　煅瓦楞 12g　五灵脂　没药　当归　白术　鸡内金各 10g　三七 15g（研冲）　西洋参 10g（另煎）

【用法】水煎服，每天 2 次，每日 1 剂，连用 3 个月。

【功效】益气健脾，活血化瘀。

【适应证】中晚期胃癌。

【临证加减】脾胃虚寒者，加砂仁6g、白豆蔻10g、淡附子5g；呕血或便血者，加紫珠草10g、仙鹤草15g、金银花15g、血余炭15g、阿胶15g；便秘者，加瓜蒌15g、火麻子30g、生大黄10g、芒硝1g；水肿者，加车前子15g、猪苓20g、泽泻15g；白细胞、血小板减少者，加鸡血藤15g、女贞子15g、阿胶15g；幽门梗阻、呕吐酸味食物者，加旋覆花15g、代赭石30g、生半夏10g、吴茱萸15g；腹泻者，加厚朴15g、黄连6g、白屈菜15g；腹胀者，加大腹皮30g、莱菔子30g。

【疗效】症状完全缓解2例，部分缓解12例，总有效率为47.8%。

【来源】张亚密，王希胜，高玉梅. 清瘀扶正汤治疗中晚期胃癌30例. 陕西中医，2005，26（9）：889－891

## 益气健脾解毒方

炙黄芪30g　炒白术15g　绞股蓝20g　藤梨根30g　女贞子30g
蒲公英15g　仙鹤草20g　九香虫10g

【用法】水煎，分成2份早晚分服。

【功效】益气健脾，清热解毒。

【适应证】**胃癌**。

【疗效】治疗25例，显效20.83%，有效66.67%，无效12.5%；总有效84.0%。

【来源】安慧娟. 益气健脾解毒方联合mDCF方案治疗中晚期胃癌临床研究. 南京：南京中医药大学中医内科学专业，2009

# 第二节　原发性肝癌

原发性肝癌是指由肝细胞或肝内胆管上皮细胞发生的恶性肿瘤。原发性肝癌是我国常见恶性肿瘤之一，其死亡率在消化系统恶性肿瘤中局第三位，仅次于胃癌和食管癌。其发病率有上升趋势。本病多见于中年男性，男女之比约（2～5）：1。

根据临床表现，肝癌可以归属于中医学"臌胀"、"黄疸"、"积聚"、"胁痛"、"肝积"、"肥气"、"积气"、"伏梁"等范畴。病因概括起来为内因和外因两方面，外因为六淫、伤食、虫毒等病邪郁积，内因为阴阳气血亏虚、脏腑经络失调，肝郁胆汁瘀塞，促使邪毒结聚成块而形成癌瘤。总的来说是本虚标实，以脾虚为本，气滞、血瘀、湿热、邪毒为标。肝郁失疏，脾气不足，肝肾阴亏，热毒内蕴是本病基本特点。

## 益肝消瘤饮

黄芪 10~60g　白术 20~30g　茯苓 20~30g　苡仁 20~30g　鳖甲 10~30g　莪术 6~15g　干蟾皮 6~15g　䗪虫 3~10g

【用法】中药在介入治疗间歇期服用及介入治疗完成后长期服用。每剂煎得药液约 600~800ml，1 日内分 3~5 次服完。

【功效】补中益气，健脾渗湿，抗癌。

【适应证】**不宜手术的原发性肝癌。**

【临证加减】如当患者出现气滞腹胀纳呆或为肝气郁滞证，生黄芪的用量一般为 10g，无上述情况时用量为 30g；气虚证明显时可增至 60g。阴虚证明显时，白术、茯苓、薏苡仁用量均为 10g；而脾虚证候明显时，用量均可达 20~30g；脾虚证明显或有出血倾向时，鳖甲用量为 10g、莪术 6g、干蟾皮 6g、䗪虫 3g；在脾虚证不明显或无出血倾向时，莪术 10g、干蟾皮 15g、䗪虫 6g、鳖甲 15g；如血瘀证突出，莪术用量为 15g、䗪虫 10g；阴虚证明显时鳖甲可增至 30g。

【疗效】治后生存不足 6 个月者 4 例，7~12 月者 15 例，1~2 年者 19 例，2~3 年者 5 例，3~5 年者 3 例，超过 5 年者 4 例，其中 1 例生存长达 9 年，最后死于肝硬化失代偿期。

【来源】王庆才，李苏，田力平，等. 中药配合放射介入治疗原发性肝癌 50 例. 江苏中医，1998，19（8）：31－32

## 何任经验方 1

党参 30g　黄芪 30g　茯苓 15g　女贞子 30g　枸杞子 15g　猪苓 15g　猫人参 15g　白花蛇舌草 30g　三叶青 15g

【用法】每日 1 剂，水煎服。

【功效】益气养阴，清热解毒。

【适应证】**肝癌（证属气阴两虚者）。**

【临证加减】临床气阴亏虚严重程度的不同，可随症选用太子参、生晒参易党参，阴虚甚者可加入北沙参。

【来源】何若苹，徐光星，顾锡冬. 何任教授中医药辨治肝癌经验探讨. 中西医结合肝病杂志，2012，22（3）：174－175

## 何任经验方 2

　　延胡索 15g　白芍 30g　川楝子 15g　生甘草 10g　沉香曲 15g　乌药 10g　香附 15g

【用法】每日 1 剂，水煎服。

【功效】疏肝理气，活血止痛。

【适应证】**肝癌（证属气滞血瘀者）。**

【来源】何若苹，徐光星，顾锡冬. 何任教授中医药辨治肝癌经验探讨. 中西医结合肝病杂志，2012，22（3）：174－175

## 何任经验方 3

　　太子参 30g　厚朴 15g　干姜 6g　半夏 10g　黄芩 10g　黄连 6g　大黄 10g

【用法】每日 1 剂，水煎服。

【功效】疏肝理气，清热利湿。

【适应证】**肝癌（证属湿热内蕴者）。**

【来源】何若苹，徐光星，顾锡冬. 何任教授中医药辨治肝癌经验探讨. 中西医结合肝病杂志，2012，22（3）：174－175

## 邵梦扬清肝汤

　　柴胡 12g　龙葵 30g　八月札 15g　虎杖 30g　半边莲 30g　茵陈 30g　菝葜 30g　炮山甲 15g　赤芍 20g　水蛭 12g　甘草 10g

【用法】每日 1 剂，水煎服。

【功效】行气舒肝，解毒化瘀。

【适应证】中晚期原发性肝癌。

【临证加减】若气短神疲，正气较虚者，去水蛭加太子参30g，白术10g，黄芪30g；黄疸、烦、渴、湿、热重者加焦栀子10g，枸杞15g，金钱草30g，黄芩15g；腹水者加猪苓30g，石韦15g，大腹皮30g；有出血倾向者加紫珠15g，仙鹤草15g，茜草10g，三七10g。

【来源】邵梦扬. 综合治疗中晚期原发性肝癌110例临床观察. 第九届全国中西医结合肿瘤学术研讨会论文集. 2002

## 🪷 李佩文经验方

柴胡15g　生地20g　黄芪20g　赤白芍各10g　青陈皮各10g　白术15g　厚朴10g　女贞子10g　枸杞子20g　鸡内金15g　焦三仙各20g　川楝子10g　郁金10g

【用法】每日1剂，水煎服。2~3个月为1个疗程。

【功效】疏肝理气，健脾和胃，滋补肝肾，软坚散结。

【适应证】中晚期原发性肝癌。

【临证加减】恶心呕吐较甚者加旋覆花10g，代赭石15g，竹茹9g；肝区疼痛明显者加延胡索15g，乌药10g；发热者加旱莲草10g，地骨皮10g，菊花10g；汗多者加浮小麦60g，五味子10g；伴有黄疸者加茵陈30g，金钱草30g，栀子10g；腹大如鼓，胀甚难忍者加大腹皮30g，茯苓15g，泽泻15g。

【来源】张玉芳，焦智民，米巧云，等. 中药配合肝动脉介入治疗中晚期肝癌. 中国中西医结合外科杂志，2000，6（3）：179－180

## 🪷 肝积方

柴胡15g　党参30g　白术10g　茯苓15g　白芍20g　莪术10g　水蛭10g　䗪虫10g　生牡蛎30g　白花蛇舌草15g　半枝莲15g

【用法】水煎服，每天2次，每日1剂。连服4周为1个疗程。

【功效】疏肝健脾，破血消癥，清热解毒。

【适应证】中晚期肝癌。

【疗效】治疗后0.5、1年生存率，中药治疗组分别为67.6%、38.2%。

【来源】王斌，田华琴，梁贵文，等. 肝积方联合鸦胆子油乳介入治疗对中晚期原

发性肝癌患者生活质量的影响．中国中西医结合杂志，2009，29（3）：257－260

## 🪷 癌消软肝煎

人参 10g　莪术 10g　丹参 20g　薏苡仁 30g　白花蛇舌草 15g　半枝莲 15g　白及 10g　土茯苓 15g　桃仁 10g　斑蝥 0.06（冲服）　枸杞子 15g　鳖甲 20g　重楼 9g　苦参 15g

【用法】水煎服，每天 2 次，每日 1 剂。

【功效】清热解毒，破血消癥。

【适应证】肝癌。

【临证加减】肝郁脾虚者，加柴胡 10g、郁金 15g、白芍 15g、白术 10g；气滞血瘀者，加当归 15g、川芎 15g、牡丹皮 15g；湿热蕴结者，加滑石 30g、茵陈 20g、藿香 15g；湿瘀搏结者，加茵陈 15g、郁金 15g、大黄 10g；肝肾阴亏者，加北沙参 15g、麦门冬 15g、地黄 20g。

【疗效】治疗总有效率为 80.5%，中位生存期为 352 天；6 个月、12 个月及 24 个月生存率分别为 80.5%、43.9% 和 14.6%。

【来源】王桦，廖洪，梁志强．三维适形放射治疗联合肝动脉化疗栓塞及中药治疗原发性肝癌的临床研究．中西医结合肝病杂志，2010，20（2）：86－89

## 🪷 扶正消瘤方

太子参 30g　焦白术 10g　茯苓 15g　薏苡仁 40g　柴胡 10g　赤白芍各 10g　枳壳 10g　鸡内金 10g　谷麦芽各 10g　佛手 10g　香橼皮10g　半枝莲 30g　重楼 30g　白花蛇舌草 30g

【用法】水煎服，每天 2 次，每日 1 剂。

【功效】扶正健脾，疏肝祛瘀，解毒消瘤。

【适应证】肝癌。

【临证加减】胸胁胀痛，走窜不定，嗳气肠鸣，情志抑郁，舌淡红，苔薄白，脉弦者，去太子参、焦白术、茯苓，酌加枳实 15g、厚朴 15g、川楝子 15g、延胡索 15g、广木香 15g；脘闷纳呆，四肢困重，大便不实或泻，舌苔白腻，脉濡细者，加清半夏 10g、苍术 15g、藿香 10g、佩兰 15g；溲赤便溏，胁肋胀痛，面目发黄，口苦苔腻者，加茵陈 30g、山栀 10g、田基黄 15g、大腹皮 30g；

若肿瘤逐渐增大甚至广泛转移，肢体羸瘦，黄疸臌胀，舌质暗红或紫有瘀斑瘀点，脉弦涩者，加五灵脂15g、川芎15g、红花10g、鳖甲20g；放疗引起骨髓抑制，白细胞和血小板减少者，重用生黄芪50g、当归15g、鸡血藤30g、鹿角霜30g、枸杞子15g等。

【疗效】肿瘤客观疗效评价：完全缓解4例，部分缓解10例，稳定4例，恶化3例，总有效率66.67%，临床主要症状改善总有效率为80.95%。

【来源】李永安，魏子祥，王琍，等．三维适形放疗联合中药治疗肝癌的疗效观察．北京中医药大学学报，2004，11（3）：18－20

## 参苓白术散

党参30g　山药　茯苓各18g　白术　扁豆　薏苡仁各15g　甘草　陈皮各6g

【用法】水煎服，每天2次，每日1剂。中药介入栓塞治疗前至少服用1周。中药介入栓塞治疗后继续长期服用。

【功效】益气健脾，渗湿止泻。

【适应证】**肝癌介入栓塞后综合征**。症见：饮食不化，胸脘痞闷，肠鸣泄泻，四肢乏力，形体消瘦，面色萎黄，舌淡苔白腻，脉虚缓者。

【临证加减】腹痛者，加延胡索、佛手、郁金、川楝子各12g；呕吐并胃纳差者，加吴茱萸、麦芽、神曲各12g；发热者，加石膏20g、柴胡12g。

【疗效】可显著改善腹痛、恶心呕吐等胃肠道反应。

【来源】梁洪江．中药防治肝癌栓塞术后综合征43例．陕西中医，2003，24（7）：585－586

## 益气健脾止血方

黄芪30g　党参20g　白术15g　茯苓15g　当归12g　升麻3g　柴胡10g　陈皮6g　白及12g　紫珠草12g　熟地黄15g　丹参15g　甘草6g

【用法】水煎服，每天2次，每日1剂。

【功效】益气健脾，化瘀止血。

【适应证】肝癌介入后上消化道出血。

【疗效】止血时间及复发率均优于单纯西医治疗组。

【来源】黄国超，陈昌南，张真．中西医结合治疗肝癌介入后上消化道出血的疗效比较．中药材，2002，25（5）：376－377

## 健脾益肾汤

　　　生黄芪 15g　党参 15g　茯苓 12g　白术 15g　当归 15g　女贞子 15g　旱莲草 15g　枸杞子 15g　菟丝子 15g　补骨脂 15g　杜仲 15g　红景天粉 12g

【用法】水煎服，每天 2 次，每日 1 剂。

【功效】益气健脾，补肾。

【适应证】肝癌化疗不良反应。

【临证加减】恶心呕吐者，加竹茹 10g、半夏 10g、砂仁 3g；腰膝酸软者，加续断 15g、桑寄生 15g；舌苔白厚者，加白扁豆 15g；生化检查血常规中的白细胞、血红蛋白减少者，加柴胡 10g、升麻 3g。

【疗效】治疗组 26 例中明显改善者 19 例，部分改善者 4 例，无效改善 2 例，有效率为 86%。

【来源】张淑萍．中药治疗原发性肝癌术后化疗副反应 50 例．环球中医药，2009，2（5）：340－342

## 扶正抗癌方

　　　生黄芪 30g　山萸肉 20g　生地黄 20g　龟板 20g　白芍 20g　当归 20g　白术 10g　桂枝 10g　莪术 10g　八月札 15g　蜈蚣 2 条　壁虎 10g　龙葵 15g　川椒目 15g　鸡内金 20g　蒲公英 12g

【用法】水煎服，每天 2 次，每日 1 剂。3 个月为一疗程。

【功效】益气养阴，活血通络，清热解毒。

【适应证】原发性肝癌门静脉栓塞。

【临证加减】肝区痛者，加郁金 15g、白屈菜 30g、鼠妇 40g、延胡索 15g；进食后腹胀或梗噎者，加用小陷胸汤（半夏 10g、黄连 5g、瓜蒌 15g）；黄疸者，加茵陈 15g，配合芒硝 1g、枯矾 1g 冲服；低热者加青蒿 15g、地骨皮 15g、银柴胡 15g 或安脑丸 1 丸，每日 2 次；腹腔积液者，予细辛 10g、椒目

15g、龙葵 15g、桂枝 10g、黑牵牛子、白牵牛子各 10g、生黄芪 30g，诸药研细末取少许醋调敷脐部，外置生姜灸，每日 1 次，每次 2 小时；腹泻去生地黄加炙甘草 30g、赤石脂 15g 或五倍子 5g 研末醋调敷脐部；便秘加生大黄 10g、炒莱菔子 20g；便血或呕血加土大黄 20g、蒲黄炭 15g、血余炭 15g、烧干蟾 10g。

【疗效】门静脉癌栓消失情况：癌栓消失率 62.50%，总有效率 85.00%。

【来源】黄金昶，李岩，胡鹏，等. 中药治疗原发性肝癌门静脉癌栓 40 例临床观察. 癌症进展杂志，2007，5（6）：598－600

## 益气降逆方

黄芪 30g　党参 15g　姜半夏 9g　旋覆花 15g　代赭石 30g　香附 9g　枳实　枳壳各 9g　柴胡 9g　厚朴 9g　莱菔子 9g　竹茹 9g　甘草 9g

【用法】水煎服，每天 2 次，每日 1 剂。

【功效】益气健脾，行气疏肝，降逆止呃。

【适应证】**晚期肝癌顽固性呃逆。**

【疗效】呃逆痊愈 9 例，显效 15 例，有效 6 例，无效 5 例，有效率 85.71%。

【来源】黄美琴，王恒. 中药治疗晚期肝癌顽固性呃逆 35 例. 上海中医药杂志，2010，44（1）：36－37

# 第三节　大肠癌

大肠癌包括结肠癌和直肠癌，是常见的恶性肿瘤。其发病率在世界不同地区差异很大，以北美、大洋洲最高，欧洲居中，亚洲地区较低。我国南方，特别是东南沿海地区明显高于北方，近 20 多年来，世界上多数国家大肠癌（主要是结肠癌）发病率呈上升趋势。我国大肠癌上升趋势亦十分明显。

认识大肠癌的有关症状如排便习惯与粪便性状改变、腹痛、贫血等，提高对大肠癌的警惕性，及早进行 X 钡剂灌肠或结肠镜检查，是早期诊断的关键。对于 40 岁以上具有下列高危因素者：大肠腺瘤、有家族史如大肠息肉综合征或家族遗传性非息肉大肠癌或一级血缘亲属中有大肠癌者、溃疡性结肠炎等，应进行长期随访，可定期肠镜检查。

## 孙桂芝经验方

黄芪 30g　黄精　枸杞子　鸡血藤　槐花　败酱草　马齿苋　仙鹤草　白英各 15g

【用法】每日 1 剂，水煎服。

【功效】益气养阴，清热解毒。

【适应证】**晚期大肠癌。**

【临证加减】大便秘结加冬瓜仁、火麻仁各 10g，潘泻叶 6g。大便溏加焦薏苡仁 15g，诃子肉、儿茶各 10g，大便黏液或黏液血便加地榆、石榴皮各 10g，槐花、马齿苋各 15g。腹痛而胀者加延胡索、香附、乌药、川楝子 10g。

【疗效】随访 92 例，治疗 1 年生存 90 例，生存率 97.83%；治疗 3 年总例数 76 例，生存 70 例，生存率 92.11%；治疗 5 年总例数 51 例，生存 36 例，生存率 70.59%。

【来源】孙桂芝，宋莉，陈长怀，等. 化疗配合中药治疗Ⅲ期大肠癌疗效观察. 中西医结合杂志，1988，8（5）：289

## 刘嘉湘经验方

八月札 15g　木香 9g　红藤 15g　白花蛇舌草 30g　菝葜 30g　野葡萄藤 30g　苦参 15g　薏苡仁 30g　丹参 15g　䗪虫 9g　乌梅 9g　瓜蒌仁 30g　白毛藤 30g　凤尾草 15g　贯众炭 30g　半枝莲 30g　壁虎 4.5g（研末分 3 次服）

【用法】每日 1 剂，水煎服。并将本方煎剂 1/3（约 200ml）保留灌肠，每次 1～2 次。

【功效】行气破血，化痰散结，清热解毒，抗癌。

【适应证】**大肠癌。**

【临证加减】气虚加黄芪 30g，党参 30g，白术 10g，白扁豆 15g。伴有脾肾阳虚者，加补骨脂30g，菟丝子15g，薜荔果15g，益智仁30g，附子6g；血虚加当归15g，白芍20g，阿胶15g。阴虚加北沙参15g，麦冬15g，石斛15g，生地15g，鳖甲30g；便脓血加生地榆15g，槐花炭15g，血见愁15g，血余炭15g，乌蔹莓15g，黄柏15g；便血次多加诃子15g，升麻15g，白扁豆15g，补骨脂30g，赤石脂30g，禹余粮15g，御米壳30g；便秘加生大黄10g，枳实15g，元明粉15g，体虚者加柏子仁15g，郁李仁9g，火麻仁15g；腹部肿块加夏枯草10g，海藻10g，昆布15g，生牡蛎30g，木鳖子15g。

【疗效】1、2、3年生存率分别为80%，43.5%，31.7%。

【来源】刘嘉湘. 中医中药治疗大肠癌50例疗效观察. 中医杂志，1981，12：33－36

## 裴正学经验方1

党参10g　白术10g　茯苓12g　甘草6g　干姜6g　附子6g　黄连3g　黄芩10g　黄柏10g　白术10g　阿胶10g（烊化）　虎杖10g　蒲公英20g　生薏苡仁25g　红枣4枚　木香10g

【用法】每日1剂，水煎服。

【功效】健脾益气，温中止血。

【适应证】**早期大肠癌**。症见：颜面萎黄，食欲不振，体乏无力，大便下血，少腹时有隐痛，大便时干时稀，次数时多时少，脉沉细，舌质胖淡，苔薄白。

【临证加减】伴恶心呕吐者，加生代赭石30g；伴明显腹痛者，加延胡索10g、川楝子10g。

【来源】黄邦荣. 裴正学教授治疗大肠癌经验. 中医研究，2013，26（5）：56－58

## 裴正学经验方2

当归10g　苍术9g　枳壳10g　黄芩10g　黄连6g　厚朴10g　槟榔10g　生黄芪30g　木香6g　川芎6g　生薏苡仁30g　陈皮10g　防风12g　甘草6g

【用法】每日1剂，水煎服。

【功效】清热燥湿，行气止痛。

【适应证】**大肠癌**。症见：消瘦，衰竭，贫血，乏力，发热身困，脐周及少腹阵阵作痛，大便每日3～4次，里急后重，黏液血便或下血，排便不畅，舌质红，苔黄腻，脉滑数而无力。

【临证加减】纳呆，加焦三仙各9g；腹痛著，加延胡索10g、川楝子10g；乏力甚者，加太子参30g。

【来源】黄邦荣. 裴正学教授治疗大肠癌经验. 中医研究，2013，26（5）：56－58

## ❀ 裴正学经验方3

　　　　白花蛇舌草30g　半枝莲30g　草河车15g　冬瓜子15g　槐花15g　山慈菇15g　白术20g　莪术10g　女贞子15g　旱莲草15g　生薏苡仁60g　丹参15g　蒲公英15g　败酱草15g　紫花地丁15g　乌药10g　水蛭3g

【用法】每日1剂，水煎服。

【功效】清热泻火，解毒逐瘀。

【适应证】**大肠癌晚期**。症见：腹满肛门重坠，腹部可触及明显之包块，患者已呈恶液质，行动困难，腹痛腹泻，黏液血便或便血，一部分患者腹胀难忍，有肠梗阻表现；一部分患者高热不退；一部分患者全身淋巴结肿大，肝大，舌红苔黄腻，脉滑数中空。

【来源】黄邦荣. 裴正学教授治疗大肠癌经验. 中医研究，2013，26（5）：56－58

## ❀ 健脾化瘀汤

　　　　党参15～30g　白术12g　丹参15g　赤芍12g　陈皮6g　枳壳12g　白花蛇舌草10g

【用法】水煎服，每天2次，每日1剂。

【功效】益气健脾，行气，活血化瘀。

【适应证】**晚期大肠癌**。

【临证加减】大便不成形者，加苍术12g；腹胀痛者，加木香9g（后下）、延胡索12g；便秘者，加火麻仁15g。

【疗效】治疗34例显著改善11例，部分改善19例，无改善4例，改善率88.2%。

【来源】黄智芬，黎汉忠，张作军．健脾化瘀汤配合化疗治疗晚期大肠癌34例临床观察．中国中医药科技，2006，13（6）：431－432

## 健脾方

太子参30g　白术10g　茯苓15g　甘草10g　陈皮15g　姜半夏10g　木香10g　砂仁6g　红藤10g　败酱草15g　八月札15g　橘荔核15g　半枝莲15g

【用法】水煎服，每天2次，每日1剂。

【功效】健脾抗癌。

【适应证】**肠癌**。症见：食少纳呆，体倦乏力，食后或午后腹胀，大便异常，神疲懒言，口淡不渴，腹痛绵绵，恶心呕吐，脘闷肠鸣，面色萎黄浮肿，排例无力，舌质淡，舌体胖或有齿印，苔薄白，脉细弱。

【疗效】显效6例，有效34例，无效5例，总有效率为88.89%。

【来源】潘永福，韩力，周彩琴．健脾法对不同病理分期的老年肠癌化疗患者生活质量的影响．老年医学与保健，2006，12（3）：169－171

## 肠积消方

马齿苋15g　藤梨根15g　红藤15g　败酱草15g　薏苡仁30g　蒲公英15g　土茯苓25g　半枝莲15g　白花蛇舌草15g

【用法】每日1剂，水煎3次混合后分3次口服，3个月为一疗程。

【功效】解毒抗癌。

【适应证】**晚期大肠癌**。

【临证加减】若便血者，加槐角15g、槐花15g、地榆15g、白及15g、仙鹤草15g、侧柏炭15g；腹痛者，加白芍15g、生甘草10g；排便困难者，加火麻仁30g、郁李仁9g、肉苁蓉3g；乏力者，加党参30g、生黄芪15g、女贞子15g、枸杞子15g；食少者，加扁豆15g、鸡内金10g、炒麦芽15g；便次增多者，加诃子10g、补骨脂30g、石榴皮15g。

【疗效】治疗24例，其中腹痛症状改善率为79.1%，便血症状改善率为70.8%，排便异常症状改善率为45.7%，乏力食少症状改善率为65.7%。生存期2例存活3年以上，6例存活2年以上，10例存活1年以上。

【来源】冯晓飞. 胡志敏教授中药治疗晚期大肠癌24例经验. 实用中医内科杂志，2007，21（7）：19－20

## 加减四君子汤

太子参30g　白术15g　茯苓30g　生甘草6g　生薏苡仁15g　莪术15g　陈皮6g　白花蛇舌草30g　野葡萄藤30g　木馒头15g

【用法】水煎服，每天2次，每日1剂。疗程为15～18周。

【功效】益气健脾，抗癌。

【适应证】中晚期大肠癌术后。

【疗效】痊愈20例、显效5例、有效3例、无效2例，总有效率93.33%。生存质量改善总有效率为96.67%。

【来源】顾群浩，张晓东，蔡照弟，等. 大肠癌术后患者四君子汤应用观察. 山东医药，2012，52（34）：73－74

## 肠益煎

太子参30g　白术10g　茯苓15g　淮山药30g　黄连5g　木香10g　枳实15g　地榆10g　半枝莲15g　土茯苓25g　蜀羊泉15g

【用法】水煎服，每天2次，每日1剂。

【功效】健脾益气，解毒抗癌。

【适应证】结直肠癌术后。

【疗效】显效32例，有效13例，无效5例，总有效率90%。

【来源】王文海，周荣耀，邹菁. 肠益煎治疗大肠癌术后50例临床观察. 浙江中西医结合杂志，2000，10（6）：325－326

## 健脾消积汤

党参（或太子参）15g　白术12g　茯苓12g　甘草6g　陈皮6g　白花蛇舌草15g　薏苡仁30g　枳壳12g　黄芪15g　麦芽10g

【用法】水煎服，每天2次，每日1剂。

【功效】益气健脾，行气化痰。

【适应证】晚期大肠癌。

【临证加减】腹胀腹痛者，加砂仁 6g（后下）、木香 9g（后下）；恶心呕吐者，加半夏 12g。

【疗效】改善 11 例，部分改善 14 例，无改善 6 例，总改善率 81%。

【来源】黄智芬，黎汉忠，刘俊波，等．健脾消积汤配合化疗治疗晚期大肠癌疗效观察．现代中西医结合杂志，2005，14（10）：1281－1282

## 健脾抗癌方

生黄芪 30g　白茯苓 15g　焦白术 15g　生薏苡仁 12g　太子参 15g
八月札 15g　藤梨根 30g　夏枯草 12g　白花蛇舌草 30g　菝葜 30g　野
葡萄藤 30g　红藤 15g　壁虎 6g

【用法】水煎服，每天 2 次，每日 1 剂。

【功效】益气健脾，解毒抗癌。

【适应证】**晚期大肠癌**。

【疗效】总有效率为 32.3%；患者生活质量、免疫指标、生存率及不良反应发生率均有改善。

【来源】方志红，李雁，陈旻，等．健脾抗癌方配合化疗治疗晚期大肠癌 31 例．上海中医药杂志，2009，43（3）：29－30

## 健脾解毒汤

黄芪 30g　党参 20g　薏苡仁 30g　白术 15g　茯苓 12g　陈皮 6g
木香 9g（后下）　白花蛇舌草 30g　半枝莲 20g　蒲公英 25g　徐长
卿 15g

【用法】水煎服，每天 2 次，每日 1 剂。21 天为 1 个周期。

【功效】益气健脾，清热解毒。

【适应证】**晚期大肠癌**。

【临证加减】腹痛者，加延胡索 12g、白芍 15g；腹胀者，加枳壳 22g　乌药 12g；呕吐者，加竹茹 6g　半夏 12g；便血者，加三七末（冲服）3g、仙鹤草 30g；腹泻者，加芡实 15g、石榴皮 18g；腹中寒冷者，加吴茱萸 6g、干姜6g；大便干结者，加火麻仁 12g、莱菔子 12g（打碎）。

【疗效】治疗总有效率为 40.%；中位肿瘤进展时间（TTP）为 9.3 个月；

治疗后食量，睡眠改善率提高；治疗后体重、Kamofsky（kPs）评分改善；不良反应程度下降。

【来源】劳高权，陈丰，何小华，等. 健脾解毒汤配合化疗治疗晚期大肠癌的临床研究. 中国中西医肿瘤杂志，2011，1（1）：233－235

## 🪷 槐角地榆丸合清肠饮

　　槐角15g　地榆15g　黄芩10g　银花15g　薏苡仁30g　枳壳15g
归尾15g

【用法】水煎服，每天2次，每日1剂。

【功效】清热解毒。

【适应证】**中晚期大肠癌。**

【临证加减】若腹痛、里急后重者，加木香15g、黄连6g以理气止痛；湿热内阻，便下臭秽者，加败酱草15g、白头翁15g、白花蛇舌草15g、苦参15g以助清热利湿之力；下痢赤白者，可加禹余粮30g、木棉花15g，以收涩止痢；便血不止者，加仙鹤草15g、大黄炭10g，栀子炭10g，以凉血止血。

【疗效】本法治疗后1年、3年、5年生存率分别为87.2%、79.1%、47.7%；对术后降低CEA、CA19－9有明显的效果；且有明显减轻化疗副作用（恶心呕吐、白细胞下降）的效果。

【来源】曾小粤，韩炳生. 中西医结合治疗中晚期大肠癌86例. 中医研究，2006，19（4）：37－38

## 🪷 膈下逐瘀汤

　　桃仁10g　红花10g　当归15g　川芎15g　赤芍15g　生地黄15g
牡丹皮15g　五灵脂15g　延胡索15g　枳壳15g　乌药10g

【用法】水煎服，每天2次，每日1剂。

【功效】行气活血，祛瘀止痛。

【适应证】**中晚期大肠癌。**

【临证加减】湿热甚者，加白花蛇舌草15g、土茯苓20g以利湿解毒；腹部包块可及者，加三棱10g、莪术10g、半枝莲15g、䗪虫10g以活血消瘀；合并有肠梗阻者，加大黄10g、厚朴15g、枳实15g、槟榔10g以通腑泄热。

【疗效】本法治疗后 1 年、3 年、5 年生存率分别为 87.2%、79.1%、47.7%；中药组方对术后降低 CEA、CA19 - 9 有明显的效果（$P < 0105$）；中药组方有明显减轻化疗副作用（恶心呕吐、白细胞下降）的效果。

【来源】曾小粤，韩炳生．中西医结合治疗中晚期大肠癌 86 例．中医研究，2006，19（4）：37 - 38

# 第四节　胰腺癌

胰腺癌主要指胰外分泌腺的恶性肿瘤，发病率近年来明显上升，恶性程度高、发展较快、预后较差。临床上主要表现为腹痛、食欲不振、消瘦和黄疸等。发病年龄以 45～65 岁多见，男女之比为 1.58∶1。

本病的早期诊断困难，出现明显食欲减退、上腹痛、进行性消瘦和黄疸，上腹扪及肿块，影像学胰腺有占位时，诊断胰腺癌并不困难，但属晚期，绝大多数已丧失手术时机。因此，对于 40 岁以上近期出现下列临床表现时应重视：①持续性上腹不适，进餐后加重伴食欲下降；②不能解释的进行性消瘦；③不能解释的糖尿病或糖尿病突然加重；④多发性深静脉血栓或游走性静脉炎；⑤有胰腺癌家族史、大量吸烟、慢性胰腺炎者应密切随访检查。

胰腺癌是以腹中积块、黄疸及疼痛为主症的恶性肿瘤。中医对此之论述，散见于"脘痛""膈痛""痞气""积聚""伏梁""黄疸"等篇章。发病机制有内外二因：外感湿热之邪，由表及里郁而化热；或嗜酒肥甘，脾虚运化失常，湿浊内生内外湿热之邪相合，日久热内结，气滞血瘀，则成瘤结肿块。治宜扶正健脾，解毒散结为主。

## 周维顺经验方 1

丹参 15～30g　赤芍 15g　红花　延胡索各 10g　香附 15g　炮山甲 10g　肿节风 15g　浙贝母　金刚刺　八月札　藤梨根各 30g

【用法】每日 1 剂，水煎服。

【功效】活血化瘀，理气止痛，软坚散结。

【适应证】**胰腺癌（气滞血瘀型）**。症见：恶心呕吐，呃逆，胸腹胀痛，疼痛不移，腹中痞块，形体消瘦，面色不华，月经量少或经闭，舌质青紫或瘀斑，脉弦或涩。

【来源】唐蕾，陆陈春，王立伟. 周维顺辨证治疗胰腺癌经验. 浙江中西医结合杂志，2010，20（3）：137

## 周维顺经验方 2

八月札 30g　香附　延胡索各 15g　柴胡 9g　枳壳 10g　白毛藤

白花蛇舌草　金刚刺　垂盆草　虎杖　生薏苡仁　浙贝母各 30g

【用法】每日 1 剂，水煎服。

【功效】疏肝解郁，清热解毒。

【适应证】**胰腺癌（肝郁蕴热型）**。症见：恶心呕吐，嗳气，脘胁胀满，腹痛拒按，心烦易怒，发热，黄疸，大便干结，小便色黄，舌质红苔黄厚腻或燥，脉弦数或滑数。

【来源】唐蕾，陆陈春，王立伟. 周维顺辨证治疗胰腺癌经验. 浙江中西医结合杂志，2010，20（3）：137

## 周维顺经验方 3

党参　黄芪　白术各 10g　当归 15g　鸡血藤 30g　枸杞子 15 ~ 30g　熟地　延胡索各 15g　八月札　浙贝母　炮山甲　炙鳖甲各 30g

【用法】每日 1 剂，水煎服。

【功效】益气养血，化瘀散结。

【适应证】**胰腺癌（气血两虚型）**。症见：消瘦，倦怠，乏力，贫血，腹胀疼痛，腹中包块，舌质淡或有瘀斑、瘀点，苔薄白，脉沉细数。

【来源】唐蕾，陆陈春，王立伟. 周维顺辨证治疗胰腺癌经验. 浙江中西医结合杂志，2010，20（3）：137

## 加味乌梅丸

乌梅 30 ~ 50g　当归 20g　细辛 3g　花椒 10g　桂枝 10g　黄连 3g

黄柏 10g　党参 15g　干姜 10g　制附子 10g　白芍 20g　生黄芪 30g

壁虎 30g

【用法】水煎服，每天 2 次，每日 1 剂。

【功效】益气，敛阴，温脏。

【适应证】**中晚期胰腺癌**。症见：上腹疼痛，饱胀不适，食欲下降，消瘦，便秘，腹泻，肩背痛，腰痛，口干，恶心呕吐等。

【临证加减】黄疸者，加茵陈 20g、芒硝 0.5g、枯矾 0.5g，研末冲服；上腹疼痛甚者，加延胡索 15g、乳香 10g；腹痛伴便秘者，加酒大黄 10g；上腹胀，加厚朴 10g、大腹皮 15g；湿重口干甚者，加薏苡仁 30g、苏梗 10g；食欲差者，加鸡内金 30g、焦山楂 30g；腹泻者，加赤石脂 30g、石榴皮 15g；恶心呕吐者，加旋覆花 15g、代赭石 30g、柿蒂 20g；阴虚甚者，加知母 20g、熟地黄 30g；瘀血甚，加莪术 10g、水蛭 5g；合并腹水加大腹皮 15g、龙葵 15g，去花椒加椒目 10g，同时予细辛 3g、椒目 10g、龙葵 15g、桂枝 10g、生黄芪 30g，共研细末敷脐部，外置生姜灸，每日 1 次，每次 2 小时。

【疗效】21 例胰腺癌患者治疗前后症状综合评分平均分有明显改善；治疗 14 天后总疼痛缓解率为 52.63%；食欲下降症状改善率为 80%；治疗前后患者卡氏评分有显著提高；临床受益率为 71.43%；21 例患者中位生存时间为 7.0 个月。

【来源】黄金昶，徐林．加味乌梅丸治疗胰腺癌 21 例疗效观察．中国临床医生，2012，40（11）：52－55

## 🪷 滋阴健脾方

生山药 25g　麦门冬 10g　莲子肉 10g　薏苡仁 15g　芡实 10g　山茱萸 15g　牡蛎 15g　白术 15g　砂仁 10g　陈皮 10g

【用法】水煎服，每天 2 次，每日 1 剂。

【功效】滋阴健脾。

【适应证】**胰腺癌，伴腹泻者**。

【疗效】中药治疗组 15 例：痊愈 2 例，显效 4 例，有效 7 例，无效 2 例，总有效率 86.67%。

【来源】施丽婕，杨强．从脾阴虚论治胰腺癌相关性腹泻 30 例．天津中医药，2007，24（5）：375－377

## 🪷 补气通络解毒方

人参 5g 黄芪 30g 枳壳 10g 川芎 15g 地龙 10g 柴胡 8g 蜈蚣 3g 莪术 15g 龙葵 15g 炙甘草 6g

【用法】每日 1 剂，浓煎成 500ml，分 3 次口服，28 天为 1 个周期，共服药 6 个周期以上。

【功效】补气，通络，解毒。

【适应证】**中晚期胰腺癌**。症见：腹痛腹胀，食欲减退及消瘦、黄疸等。

【疗效】共治疗 30 例：显效 8 例，有效 17 例，无效 5 例，总有效率 83.33%。

【来源】胡波，周贞迪，邱幸凡，等. 补气通络解毒方配合 GEMOX 方案治疗中晚期胰腺癌临床观察. 北京中医药，2010，29（10）：770－772

## 🪷 清胰化积方

蛇六谷 15g 白花蛇舌草 30g 半枝莲 30g 绞股蓝 15g 灵芝 20g 白豆蔻 6g 薏苡仁 20g

【用法】水煎服，每天 2 次，每日 1 剂，连续服用至少 1 个月。

【功效】清热解毒，化湿。

【适应证】**晚期胰腺癌**。症见：上腹或腹背疼痛、消瘦、黄疸、纳差、便秘、腹泻、恶心呕吐等。

【临证加减】热毒型加大柴胡汤（组成：柴胡 20g，黄芩 15g，半夏 10g，大黄 10g，枳实 15g，白芍 20g，生姜 20g，大枣 15g）。湿热型加茵陈蒿汤（组成：茵陈 30g，大黄 3g，栀子 10g）。湿阻型加二陈汤或平胃散（组成：半夏 10g，陈皮 6g，茯苓 15g，苍术 10g，厚朴 10g）。

【疗效】治疗 64 例，半年生存率 60.9%，1 年生存率 25.0%，3 年生存率 14.1%，5 年生存率 8.4%，中位生存期 7.6 个月。对照组 70 例，半年生存率为 35.7%，1 年生存率 10.0%，3 年生存率 2.9%，无 5 年生存者，中位生存期 4.2 个月。

【来源】沈晔华，刘鲁明，孟志强，等. 清胰化积方为主综合治疗晚期胰腺癌 64 例生存分析. 中医杂志，2009，50（1）：39－42

## 🪷 膈下逐瘀汤

柴胡 9g　香附 12g　枳壳 12g　赤白芍各 15g　生地黄 15g　桃仁 12g　红花 9g　莪术 9g　川牛膝 12g　夏枯草 12g　半枝莲 30g　炙穿山甲 9g　生牡蛎（先煎）30g

【用法】水煎服，每天 2 次，每日 1 剂。

【功效】疏肝理气，活血散结，解毒抗癌。

【适应证】**中晚期胰腺癌。**

【临证加减】口苦，身目俱黄，大便燥结者，加茵陈 30g、威灵仙 12g、生大黄（后下）6～9g；腰腹痛甚者，加延胡索 12g、徐长卿 30g；体虚气血亏损者，加生黄芪 30g、白术 12g、当归 12g。

【疗效】腰腹痛消失 3 例，明显减轻 9 例；黄疸消失 4 例，明显减轻 3 例；癌胚抗原水平明显下降 4 例。完全缓解（CR）1 例，部分缓解（PR）5 例，稳定（NC）8 例，进展（PD）12 例，有效率（CR＋PR）23%。

【来源】贺用和，董海涛，汪平，等. 口服膈下逐瘀汤配合动脉插管化疗治疗晚期胰腺癌——附 26 例报告. 中国中西医结合外科杂志，2001，7（2）：81－82

## 🪷 益气健脾化瘀方

炙黄芪 30g　人参 10g　白术 15g　茯苓 12g　炙甘草 10g　神曲 25g　麦芽 15g　木香 10g　砂仁 8g　白花蛇舌草 50g　炙穿山甲 15g　参三七 10g　三棱 15g　莪术 15g　肿节风 30g

【用法】水煎服，每天 2 次，每日 1 剂。1 个月为 1 个疗程。

【功效】益气，健脾，化瘀。

【适应证】**胰腺癌。**症见：腹痛腹胀、食欲减退、黄疸、消瘦、腹泻等。

【临证加减】呕吐者，加姜半夏 10g、姜竹茹 10g；腹胀痛，加延胡索 15g、厚朴 12g、白芍 12g；腹水者加车前子 15g、猪苓 12g；黄疸者，加茵陈 30g、田基黄 20g；伴腹泻者，加诃子肉 15g、肉豆蔻 12g。

【疗效】42 例患者总体生存率为：半年 56.5%，1 年 15.6%，2 年 5.6%，平均生存期 8.4 个月。

【来源】陆运鑫，罗昌国，关莹. 益气健脾化瘀法治疗晚期胰腺癌的临床观察. 湖南中医药大学学报，2008，28（3）：63－65

## 调脾抑胰方

党参 10g　炒白术 10g　茯苓　茯神各 12g　姜半夏 12g　陈皮 6g　猪苓 30g　苏梗 10g　枳实 20g　薏苡仁 20g　山药 15g　炒谷芽　炒麦芽各 20g　全瓜蒌 10g　徐长卿 30g　八月札 30g

【用法】水煎服，每天 2 次，每日 1 剂。

【功效】益气健脾，化痰祛湿。

【适应证】**中晚期胰腺癌。**

【临证加减】腹痛剧烈者加柴胡 10g，延胡索 20g，佛手 10g，郁金 15g，白芍 15g，炙甘草 5g；伴黄疸、肿块压迫胆总管严重者，加山慈菇 15g、青黛 10g、野菊花 30g、茵陈 30g、虎杖 20g；大便秘结者，加重全瓜蒌之用量，另加决明子 30g、生大黄 5 ~ 15g；伴腹水者，加冬瓜皮 30g、车前子 30g（包）、商陆 6g、甘遂 0.5g。

【疗效】42 例患者治疗后生存期均超过 6 个月。生存 6 ~ 12 个月者 20 例，13 ~ 24 个月者 17 例，2 年以上者 5 例，其中最长者已生存 67 个月，平均生存期 16 个月。

【来源】尤建良，赵景芳 . 调脾抑胰方治疗晚期胰腺癌 42 例 . 中医杂志，2002，43（1）：49

# 第五节　胆囊癌

胆囊癌泛指原发于胆囊底部、体部、颈部以及胆囊管，在胆道恶性肿瘤最常见，已占消化道癌的第 5 位胆囊的恶性肿瘤。从组织学分类看，以腺癌所占比例最高（大于 80%），其次为鳞癌、混合癌及未分化癌。近年来随着原发性胆囊癌因发病率的逐年上升以及早期确诊率、术后 5 年生存率低而备受外科学界关注。本病发病有明显性别差异，女性原发性胆囊癌发病率约为男性的 3 倍。

胆囊癌属中医学"积聚"、"胁痛"、"黄疸"、"腹痛"等范畴。与肝癌的病因病机多有相似之处，治疗以疏肝利胆、理气健脾调之。

## 大柴胡汤

柴胡10g　延胡索40g　黄芩12g　枳实10g　生大黄6g（后下）
郁金10g　姜半夏6g　白芍30g　鸡内金30g　大腹皮15g　八月札30g
片姜黄12g　三棱10g　莪术10g　甘草6g

【用法】水煎服，每天2次，每日1剂。

【功效】疏肝利胆，理气活血。

【适应证】**晚期胆囊癌**。症见：平素情志抑郁，右胁胀痛牵及肩背，右上腹痛，拒按，口苦食少，大便秘结，舌质暗红有瘀点，舌下静脉迂曲，舌苔薄黄腻，脉弦。

【临证加减】大便通后去大黄。

【疗效】1周后大便通，去大黄，继服1月，胁胀腹痛等均明显减轻。

【来源】尤建良. 晚期胆囊癌论治先肝后脾. 四川中医，2007，25（9）：51 – 52

## 微调三号方

党参10g　炒白术10g　茯苓　茯神各10g　猪苓30g　姜半夏10g
陈皮6g　炒谷麦芽各15g　薏苡仁10g　淮山药20g　鸡内金15g　炒
山楂　神曲各15g　柴胡6g　黄芩6g　枳壳10g　三七10g　八月札
30g　片姜黄12g　甘草6g

【用法】水煎服，每天2次，每日1剂。

【功效】健脾理气，利胆散结。

【适应证】**晚期胆囊癌**。症见：形体消瘦，面色少华，不思饮食，上腹部饱胀不适，舌质暗，舌苔薄而色黄稍腻，脉细濡。

【疗效】服药3个月后，腹胀纳差等症状消失，肿瘤放免指标均恢复正常。

【来源】尤建良. 晚期胆囊癌论治先肝后脾. 四川中医，2007，25（9）：51 – 52

# 第四章
# 泌尿及男性生殖系统肿瘤

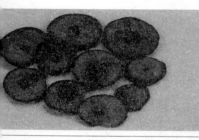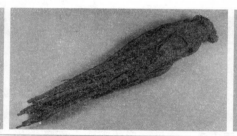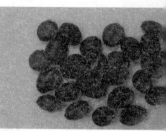

# 第一节 肾 癌

肾癌亦称肾细胞癌，为起源于肾小管的恶性肿瘤，多数起源于近曲小管。常见的组织学类型有透明细胞癌、颗粒细胞癌（嗜色细胞癌）、管状乳头状癌、肉瘤样癌4种。透明细胞癌最为常见，约占80%。左右肾及双肾可同时发生，男女之比约为2∶1，可见于各个年龄段，高发年龄50～70岁。

肾癌的临床表现多变，亦可以无症状。血尿、腰腹部肿块、腰痛是肾癌比较常见的症状，血尿常为间歇性、无痛、肉眼可见，且有大约1/3～1/2肾癌并无临床病状，40岁以上者只要出现其中一个症状，就应想到肾癌的可能性。肾癌的诊断主要依据彩超、CT或MRI显示肾有实质性占位性病变。肾内实质性占位性病变绝大多数为肾癌。诊断的同时应做肿瘤临床分期。

据其临床表现属于中医学"溺血"、"腰痛"、"血淋"、"积聚"等病范畴。中医学认为本病由于正气不足，情志郁结、邪毒内侵、饮食所伤，致机体阴阳失调，气血逆乱，引起气滞、血瘀、痰凝、湿热、热毒互结所致，属本虚标实之证。基本治疗原则是扶正祛邪、益气活血、软坚散结、清热利湿。据疾病的不同阶段，患者的个体反应，临证时具体有所侧重。

## ❀ 四物汤合右归饮加减

白术10g 党参10g 黄芪10g 杜仲10g 补骨脂10g 当归12g 陈皮12g 棕榈炭12g 赤芍12g 马鞭草30g 白花蛇舌草30g 瞿麦30g 紫河车30g 薏苡仁30g 黄精15g 山茱萸15g

【用法】水煎，每天2次，每日1剂。可随症加减。并予配合口服补肾养血丸：每次9g，3次/天，空腹温开水送服，服药期间忌食辛辣。

【功效】活血，化瘀，抗癌，扶正，软坚。

【适应证】**肾癌术后（气血不足，脾肾两虚）**。症见：心慌气短，四肢乏力，头晕自汗，小腹冷痛。舌质淡，苔薄白，脉沉细涩。

【来源】马成杰，李忠. 肾癌的中西医结合诊治. 中国临床医生杂志，2007，35 (5)：10－13

## 🌸 八珍汤

党参 15g　茯苓 15g　白术 10g　黄芪 35g　白芍 10g　当归 15g
熟地黄 10g　川芎 10g

【用法】水煎，早、晚 2 次服。

【功效】益气养血。

【适应证】**肾癌（气血两虚）**。症见：小便淋漓不畅，或尿道口有秽浊之物流出，小腹胀痛，舌淡苔白，脉沉细。

【临证加减】下焦湿热重者，加用苦参 12g、土茯苓 15g、黄芩 10g、黄柏 10g 清热化湿；瘀血重者，加用水蛭 10g、莪术 10g、露蜂房 10g、水红花子 10g 活血化瘀；下肢水肿者，加用猪苓 15g、半边莲 15g、半枝莲 15g 利水渗湿；气虚重者，加补骨脂 15g、山茱萸 15g、女贞子 15g、薏苡仁 15g 益气扶正。

【来源】张洪亮，雷君. 王登正治肾癌. 新疆中医药，2007，25（1）：43－44

## 🌸 左归丸

熟地黄 20g　枸杞子 10g　山茱萸 10g　鹿角胶（烊化）10g　龟板胶 10g　山药 15g　川牛膝 15g　菟丝子 10g　白花蛇舌草 20g　半枝莲 10g　三七粉（冲服）6g　仙鹤草 20g　炒蒲黄 10g　白茅根 30g

【用法】水煎服，每天 2 次，每日 1 剂。

【功效】滋补肝肾。

【适应证】**肾癌（肝肾阴虚）**。症见：小便淋漓不尽，眼睛干涩、腰膝酸痛、耳鸣等。

【临证加减】可随症加用龙葵、紫河车、半枝莲等。

【来源】崔虎军. 中医药治疗肾癌浅探. 实用中医内科杂志，2008，22（3）：152－155

## 🌸 肾癌抗癌方

黄芪 30g　生熟地黄各 30g　炒白术 20g　黄精 12g　川芎 12g　山药 20g　杜仲 12g　桑寄生 12g　丹参 30g　白花蛇舌草 30g　薏苡仁

30g　猪茯苓各 15g　山茱萸 12g　旱莲草 15g　女贞子 15g

【用法】水煎服，每天 2 次，每日 1 剂。同时给予饮食治疗、控制血压、纠正水电解质平衡、纠正贫血等对症治疗。

【功效】益气健脾补肾。

【适应证】**肾癌（脾肾两虚）**。症见：头晕，腰膝酸软无力，尿频，舌淡脉沉细。

【临证加减】大便干结加制大黄；纳差加谷麦芽、紫苏；血尿酸偏高者加虎杖、绵萆薢。

【来源】张凯，朱永士，马楠，等. 肾癌根治性切除术后应用中药联合干扰素的疗效观察. 中医药临床杂志，2011，23（8）：48 - 49

## 🪷 肾癌攻邪方

小蓟 30g　瞿麦 30g　菝葜 30g　石见穿 30g　白花蛇舌草 30g　薜荔果 30g　赤芍 15g　炮山甲 15g　补骨脂 10g　续断 30g　牛膝 30g

【用法】水煎，每天 2 次，每日 1 剂，空腹服下。

【功效】清热解毒，活血消积。

【适应证】**各期肾癌**。症见：身热不解，小便热痛，或间有尿血大便偏干，腰痛如折，或刺痛，舌质红而少津，舌苔黄或腻，脉数。

【来源】张新华. 段凤舞治疗肿瘤积验录. 黑龙江中医药，1996，25（5）：271 - 273

## 🪷 膈下逐瘀汤加减

桃仁 10g　红花 10g　当归 10g　川芎 10g　牡丹皮 12g　赤芍 20g　五灵脂 10g　乌药 10g　延胡索 10g　枳壳 12g　香附 10g　甘草 6g

【用法】水煎，每天 2 次，每日 1 剂，空腹服下。气结血瘀兼有热毒者加用大黄䗪虫丸，每次 3 ~ 6g，2 次/天，口服。

【功效】理气散结，活血化瘀。

【适应证】**肾癌（气结血瘀型）**。症见：腰部憋胀疼痛，可触及肿块，质硬不移，尿血伴血块，面色晦暗，舌质暗或有瘀点，苔薄、脉弦或涩或结代。

【来源】王俊茹，毕宏观，刘伟琳，等. 辨证治疗肾癌. 河北中医，2007，29（2）：

## 🪷 二仙汤

淫羊藿 30g 仙茅 15g 巴戟天 10g 当归 10g 知母 15g 黄柏 10g 山茱萸 30g 川牛膝 15g 党参 15g 白术 15g 茯苓 10g 生薏苡仁 18g 砂仁 6g（后下） 甘草 6g

【用法】水煎服，每天 2 次，每日 1 剂。辅以干扰素、白细胞介素生物免疫治疗。

【功效】健脾补肾。

【适应证】**肾癌**。症见：乏力消瘦，面色少华，纳呆食少，腰困膝软，下肢麻木，舌淡红偏胖，苔薄白，脉沉细。

【疗效】坚持服药近 4 年，多次复查均未见复发及转移征象。

【来源】汪欣文，李宜放．王晞星教授应用二仙汤治疗肾癌的经验．中国民间疗法，2008，8（10）：6 - 7

## 🪷 周仲瑛复法大方

党参 10g 焦白术 10g 茯苓 10g 炙甘草 3g 黄连 3g 吴茱萸 3g 炒白芍 10g 陈皮 6g 法半夏 10g 藿香 10g 紫苏叶 10g 防风 6g 炙乌贼骨 20g 竹茹 6g 炙香附 10g 砂仁 4g（后下） 山药 12g 炒神曲 10g 炒延胡索 12g 九香虫 5g

【用法】水煎服，分次温服，少量频服。

【功效】健脾和胃，补脾益肾。

【适应证】**肾癌（肝胃不和，脾肾两虚，胃肠湿热）**。

【疗效】患者纳食如常，无明显不适，精神状态良好，多次复查多项肿瘤标志物正常。

【来源】周仲瑛．应用复法大方辨治肾癌一则．山东中医杂志，2011，30（3）：207 - 208

## 🪷 肾癌抗癌方

瞿麦 15g 半边莲 12g 木通 6g 通草 6g 龙葵 15g 蒲公英 15g

白花蛇舌草 10g　土茯苓 15g　山慈菇 15g　石见穿 8g

【用法】水煎服，每天 2 次，每日 1 剂。

【功效】清热解毒，消肿散结。

【适应证】肾癌。

【来源】王洪涛．褚玉槐临床经验举隅．山西中医，2009，25（5）：5－6

## 🪷 肾癌术前方

生炙黄芪各 30g　炒白术 10g　猪苓　茯苓各 20g　当归 15g　女贞子 15g　旱莲草 15g　赤芍 15g　牡丹皮 15g　莪术 10g　龙葵 15g　川楝子 15g

乌药 10g　甘草 10g

【用法】水煎服，每天 2 次，每日 1 剂。

【功效】扶正培本，清热解毒。

【适应证】肾癌围手术前期。

【来源】马成杰，李忠．肾癌的中西医结合诊治．中国临床医生杂志，2007，35（5）：10－13

## 🪷 肾癌术后方

生、炙黄芪各 30g　炒白术 20g　猪苓　茯苓各 20g　生地黄　熟地黄各 30g　丹参 20g　龙葵　黄柏　木通各 10g　甘草 6g

【用法】水煎服，每天 2 次，每日 1 剂。

【功效】益气养阴，益肾解毒。

【适应证】肾癌围手术后及放化疗期。

【来源】马成杰，李忠．肾癌的中西医结合诊治．中国临床医生杂志，2007，35（5）：10－13

## 🪷 肾癌驱邪方

党参 10g　黄芪 20g　白术 10g　茯苓 10g　南沙参 10g　生地黄 10g　当归 10g　女贞子 10g　制首乌 10g　肉苁蓉 10g　郁金 10g　薏苡仁 10g　仙鹤草 10g　鱼腥草 15g　甘草 3g

【用法】水煎服，每天2次，每日1剂。

【功效】益气养阴，扶正祛邪。

【适应证】**晚期肾癌。**

【疗效】患者已逾古稀，听力减退，生活可以自理，能自行前来复诊。

【来源】李惠义，李飞，李烜．中医中药治疗晚期肾癌1例．浙江中医药大学学报，2012，36（8）：883

## 百合固金汤

百合10g　茯苓15g　玄参10g　浙贝母10g　麦门冬10g　黄芪10g　黄精10g　白术15g　茯苓15g　薏苡仁30g　仙鹤草15g

【用法】水煎服，每天2次，每日1剂。

【功效】滋养肺肾。

【适应证】**肾癌（肺肾阴虚证）。**

【来源】黄鹤举．实用综合医学．北京：学苑出版社，1999：59

## 肿瘤方

生黄芪30g　党参20g（炒）　白术15g　茯苓15g　生甘草6g　陈皮9g　半夏10g（炙）　穿山甲6g（炙）　鳖甲15g（炙）　龟甲15g　薏苡仁30g　猪苓12g　浙贝母15g　猫爪草15g　山海螺15g　山慈菇15g　柴胡6g　玄参15g　南沙参15g　骨碎补30g　生地黄60g

【用法】水煎服，每天2次，每日1剂。连服15剂，结合西医对症治疗。

【功效】健脾，开阖，攻结。

【适应证】**肾癌之气阴两虚，瘀毒互结。**

【来源】叶丽红，刘喜德，张融碧．运用健脾开阖学说论治肿瘤经验．中医杂志，2010，51（5）：401

# 第二节 膀胱癌

膀胱癌是泌尿系最为常见的肿瘤，可发生于膀胱的各层组织。按组织学分为上皮性和非上皮性两大类，包括乳头状瘤、移形上皮细胞癌、鳞状上皮细胞癌及腺癌。好发年龄为 40～60 岁，多为单发，部分为多发，呈多中心性发生。间歇性、无痛血尿为膀胱癌最常见病状，由于间歇、无痛，可能延误诊断。血尿量与肿瘤大小、数目、恶性度无明显相关。血尿可终末加重，伴膀胱刺激症状。如尿中有腐肉并有排尿困难，多数为晚期症状。

中医学无膀胱癌之病名，但其临床表现可散见于尿血、癃闭、血淋等疾病范畴中。

## 🪷 蜀葵汤

干蜀葵 40g（或鲜蜀葵全株 100g）

【用法】水煎服，每天 2 次，每日 1 剂。症状基本消失后，改用干蜀葵花 10～20g 泡茶饮用。

【功效】清热解毒，活血润燥。

【适应证】**膀胱癌术后。**

【疗效】用本方治疗膀胱癌术后患者 2 例，2 年后随访已被治愈，患者已正常工作。

【来源】杨俊卿，等．蜀葵煎剂治疗膀胱癌 2 例．山东中医学院学报，1985（2）：23

## 🪷 芪慈棱汤

生黄芪 20g　当归 10g　丹参 10g　炒党参 15g　鳖甲（先煎）10g　金荞麦 15g　野葡萄藤 30g　山慈菇 15g　三棱 15g　莪术 15g　白花蛇舌草 30g　女贞子 15g　生地黄 15g　露蜂房 10g　壁虎 3 条

【用法】水煎服，每天 2 次，每日 1 剂。

【功效】扶正祛邪，固本培元，活血化瘀，软坚散结。

【适应证】**膀胱癌手术后。**

【临证加减】脾虚食欲不振者，加炒白术 15g、鸡内金 15g、大枣 10g、神曲 15g、枳实 15g、厚朴 15g；肾虚头晕乏力者，加枸杞子 15g、黄精 15g、川芎 10g、山茱萸 10g、淮山药 15g；湿热蕴结伴有尿频、尿急、尿痛者，加黄柏 10g、萹蓄 15g、土茯苓 15g、半枝莲 15g；因膀胱灌注化疗出血者，加白及 10g、三七 10g、藕节炭 150g、大小蓟各 15g、茜草 15g。

【疗效】45 例中，除 1 例术后未服中药 2.5 年后因肺转移死亡外，其余 44 例均健在，存活小于 3 年 1 例，存活大于 5 年 44 例。保持正常工作，生活质量较好。

【来源】陈磊，周智恒．膀胱癌术后中药治疗 45 例临床观察．中国中西医结合外科杂志，2004，10（4）：318 - 319

## 八正散合萆薢分清饮

瞿麦 12g　萹蓄 12g　车前子（包煎）12g　滑石 12g　金钱草 30g　山栀 9g　木通 3g　大黄 12g　甘草梢 3g　灯心草 9g　萆薢 12g　台乌药 12g

【用法】每日 1 剂，水煎温服，可加用复方莪术液（莪术、蟾酥、猪苓）进行膀胱灌注，同时配合西医治疗方案。

【功效】清热利湿。

【适应证】**膀胱癌（湿热下注）。** 症见：小便短赤灼热，尿色紫红，伴尿痛、尿急、尿频或排尿不畅，下腹胀痛，下肢浮肿，腰酸，舌苔黄腻，脉弦数。

【临证加减】若发热者，加半枝莲 30g，蒲公英 30g，龙葵 30g，白花蛇舌草 30g，大便秘结者，加大黄 12g（后下），芒硝 12g（冲服）。

【来源】何勇．膀胱癌中医及中西医结合诊疗模式初探．国医论坛，2006，21（6）：17

## 补中益气汤合附桂八味丸

炙黄芪 30g　党参 30g　白术 12g　茯苓 12g　升麻 6g　柴胡 9g　菟丝子 30g　补骨脂 12g　熟附子 12g　生、熟地黄各 12g　山药 12g　鹿

角片 12g

【用法】水煎服，每天 2 次，每日 1 剂。同时配合西医治疗方案。

【功效】健脾益气，温肾助阳。

【适应证】**膀胱癌（脾肾亏虚）**。症见：无痛血尿，小溲无力，腰酸膝软，小腹下坠，面色白，倦怠无力，头晕耳鸣，大便溏薄，舌质淡，舌苔薄白腻，脉沉细。

【临证加减】下肢浮肿者，加泽泻 30g，牛膝 12g，车前子 12g（包煎）纳呆者，加焦神曲 12g，焦山楂 12g，鸡内金 12g；体虚羸弱者，加人参或野山参 1.5g ~ 3g（另煎）。

【来源】何勇．膀胱癌中医及中西医结合诊疗模式初探．国医论坛，2006，21（6）：17

## 🪷 八正散合四妙散加减

萹蓄　瞿麦　车前子　滑石　苍术　厚朴各 15g　薏苡仁　川牛膝　白茅根　半边莲　白花蛇舌草各 30g　木香 10g　黄柏 10g　川木通 6g　琥珀（冲服）5g

【用法】水煎服，每天 2 次，每日 1 剂。同时配合膀胱灌注治疗。

【功效】行气和胃，利湿通淋，清热解毒。

【适应证】**膀胱癌术后（湿热壅盛）**。症见：尿频尿急尿痛，尿无力，夜尿 4 ~ 5 次，站立位有大便意，舌质红，苔黄腻微暗，脉沉滑

【来源】李结实．常德贵教授运用中医药治疗膀胱癌经验．中医学报，2012，27（165）：172 – 173

## 🪷 抗癌煎剂

猪苓　白花蛇舌草　重楼　半枝莲　萹蓄　制黄柏各 30g　薏苡仁 50g

【用法】将上药加水 1000ml 煎 30 分钟后滤取药液，再加水 800ml 煎 20 分钟后滤取药液，将上述两次煎出液合并后，膀胱灌洗用。患者在左、右侧卧位，俯、仰卧位上轮流改变体位，每周 1 次灌洗，每一体位保持 15 分钟。

【功效】清热利湿。

【适应证】预防膀胱癌复发。

【疗效】70 例中 1 年无复发者 55 例，无复发率为 78.6%，2 年无复发者 48 例，无复发率为 68.6%，3 年无复发者 43 例，无复发率为 61.8%。

【来源】黄腊梅，赵怀. 抗癌煎剂膀胱灌注预防膀胱癌复发观察. 浙江中医杂志，1997，8（18）：450

## 膀胱汤

当归　赤芍　蝉蜕　海金沙　薏苡仁各 10g　土茯苓　百部　金钱草　滑石（布包）　苦丁茶　牛膝　牵牛子各 15g　菟丝子 20g　琥珀 1g（冲服）　斑蝥 2 个　蛤蚧 3 条

【用法】水煎服，每天 2 次，每日 1 剂。

【功效】通淋利窍，散癖解毒。

【适应证】毒结内蕴。

【临证加减】偏重寒湿者，加熟附子 15g、肉桂 5g、干姜 10g、小茴香 5g；偏重湿热者，加白花蛇舌草 15g、半枝莲 15g、白茅根 30g、龙胆草 6g；偏重血瘀者，加桃仁 10g、红花 10g、苏木 10g、姜黄 10g 或加大黄䗪虫丸；尿痛重者，加乳香 10g、没药 10g、五灵脂 10g、延胡索 10g；腰痛重者，加杜仲 15g、续断 15g、大便秘结者，加槟榔 15g、大黄 10g、芒硝 10g。

【来源】高振华. 孙秉严诊治膀胱癌经验述要. 吉林中医药，2009，29（8）：662 －663

## 抗癌复生汤

穿山甲 20g　生牡蛎 15g　石韦 15g　薏苡仁 30g　僵蚕 8g　山慈菇 10g　白及 10g　蒲黄 6g　旱莲草 10g　三七 6g　半枝莲 10g

【用法】水煎服，每天 2 次，每日 1 剂。1 个月为 1 个疗程。

【功效】清热泻火，凉血止血，散结利湿。

【适应证】膀胱癌之湿热积聚。

【来源】李东振，曲大伟，赵桂英. 抗癌复生汤治疗膀胱癌 60 例观察. 中医函授通讯，1999，18（4）：44

## 🪷 复方莪术液

莪术　蟾酥　猪苓各 10g

【用法】上药煎水提炼成灌肠液，于术前、术后分别灌注 10 次，然后第 3、6、9、12 个月时分别灌注一疗程，10 次。

【功效】抑制肿瘤生长，增强局部免疫力。

【适应证】**膀胱癌手术后。**

【疗效】经随访后 31 例中仅有 1 例原发癌复发，并且无严重的副作用。

【来源】纪维山，裴继云，陈建中，等．复方莪术液膀胱灌注治疗及预防膀胱肿瘤复发的初步观察．中华泌尿外科杂志，1991，12（2）：110

# 第三节　前列腺癌

前列腺癌是男性常见的恶性肿瘤之一，我国近年来的发病率、死亡率呈逐年上升趋势，列为泌尿系肿瘤的第 3 位，由于其组织浸润性强、易早期转移，临床诊断时许多已处在进展期。前列腺癌主要发生在 50 岁以上的男性。大多数发生于腺体外周带或后叶的腺泡腺管上皮，病理类型以腺癌为主，占绝大多数，其次为移行细胞癌，极少数为鳞状细胞癌。

中医文献中未见前列腺癌之病名，但有类似的记载与描述，散见于"淋证、癃闭、痛证、血证"等范畴。前列腺癌的发生是内因、外因相互作用的结果。中医学认为本病的发生与先天禀赋不足、后天失调、饮食不当、性事过度、性事不当有比较密切的关系。

## 🪷 消瘤散

白花蛇舌草 50g　穿山甲 10g　冬葵子 20g　王不留行 20g　夏枯草 50g　益智仁 50g　半枝莲 50g　巴戟天 20g　黄柏 10g　乌药 10g　桃仁 20g　酒大黄 20g

【用法】将中药煎水坐浴、早晚各 1 次，每日 1 剂；或将研成细末，以花椒油调成糊状外敷会阴，每一日换 1 次。

【功效】温补肾阳。

【适应证】**前列腺癌**。症见：临床表现有排尿余沥不尽、尿细如线，形体消瘦、面色苍白，伴畏寒怕冷，下肢浮肿，大便稀溏，舌质淡苔白滑，脉沉细弱。

【来源】李远鹏. 前列腺癌的中医辨证论治. 中国中医药现代远程教育，2009，7（20）：182－183

## 🪷 前列腺癌方

龙葵15g　生首乌20g　女贞子15g　生黄芪35g　干蟾皮10g　莪术8g　夏枯草15g　菟丝子20g　补骨脂30g　猪苓8g　茯苓15g

【用法】水煎服，每天2次，每日1剂。

【功效】祛毒补肾，活血散结，清利湿热，益气养阴。

【适应证】**中晚期前列腺癌**。

【来源】厉将斌，那彦群，郭应禄，等. 前列腺癌中医药治疗的经验与思路. 中国中西医结合杂志，2002，22（6）：425

## 🪷 大补元煎

炙黄芪30g　太子参15g　丹参8g　生地黄15g　山药15g　山茱萸20g　益智仁10g　巴戟天10g　淫羊藿10g　白术20g　乌药15g　五味子10g　金樱子15g　仙茅10g　炙甘草30g

【用法】水煎服，每天2次，每日1剂。

【功效】救本培元，大补气血。

【适应证】**前列腺癌去势治疗后**。

【来源】周道红，徐学义，袁金声，等. 学习李昌源教授病症合参治疗前列腺癌的心得. 贵阳中医学院学报，1996，18（1）：15

## 🪷 前列消癥汤

薏苡仁15g　炙黄芪30g　黄精15g　白花蛇舌草15g　土贝母10g　莪术10g　猪苓15g

【用法】水煎服，每天2次，每日1剂。

【功效】扶正解毒活血。

【适应证】**激素非依赖性前列腺癌。**

【疗效】增强患者体质，提高机体的抗病能力，降低 PSA 水平或抑制 PSA 的增长幅度，减轻患者痛苦，提高患者生活质量，其中生存质量评分提高 47.05%，体力改善评分提高 64.7%。

【来源】张亚强，林飞. 前列消癥汤治疗前列腺癌的临床观察. 中国中西医结合外科杂志，2006，12（2）：83

## 消瘀散结抑癌灌肠剂

　　山慈菇 15g　夏枯草 15g　莪术 6g　虎杖 15g　吴茱萸 10g

【用法】每日 1 剂，水煎灌肠，联合联合雄激素治疗。

【功效】消肿散结。

【适应证】**晚期前列腺癌。**

【疗效】灌肠给药能降低患者血清 PSA，提高尿流率，其疗效优于对照组（单纯最大限度雄激素阻断治疗组）。

【来源】陈铭，肖玮琳，刘冬，等. 消瘀散结抑癌灌肠剂治疗晚期前列腺癌的临床研究. 广州中医药大学学报 2010，27（5）：470－473

## 抗癌杀毒方

　　生地黄 30g　山茱萸 10g　牡丹皮 12g　淮山药 9g　泽泻 12g　茯苓皮 15g　麦门冬 15g　石见穿 30g　猫人参 30g　薏苡仁 30g　车前子 30g　鸡内金 12g　焦神曲　焦山楂　炒麦芽各 12g

【用法】水煎服，每天 2 次，每日 1 剂。可加用养阴清肺口服液。

【功效】抗癌杀毒，养阴清热。

【适应证】**前列腺癌术后。**

【来源】凌昌全. "癌毒"是恶性肿瘤之本. 中西医结合学报，2008，6（2）：111

## 解毒方

　　党参 30g　炒白术 9g　煨陈皮 12g　当归 10g　炙黄芪 30g　猫人参 30g　木馒头 15g　全蝎 15g　蜈蚣 15g　淮山药 9g　煨木香 12g　炙鸡内金 12g　大枣 15g　焦神曲　焦山楂　炒麦芽各 12g

【用法】头煎加水约 500ml，先泡 20 分钟，武火煮沸后，改小火再煮沸 30 分钟，取液约 200ml；二煎，加水约 400ml，武火煮沸后，改小火再煮沸 30 分钟，取液约 200ml；两煎药汁混合后，分次频服。

【功效】益气养血，抗癌杀毒。

【适应证】**前列腺癌晚期。**

【来源】孙振，岳小强，刘龙，等．凌昌全运用解毒方治疗恶性肿瘤验案举隅．江苏中医药，2010（10）：55－57

## 扶正抑瘤方

黄芪45g　太子参20g　龟板15g　全蝎8g　半枝莲15g　泽兰10g　白术10g　茯苓12g　陈皮15g

【用法】头煎加水约 500ml，先泡 20 分钟，武火煮沸后，改小火再煮沸 30 分钟，取液约 200ml；二煎，加水约 400ml，武火煮沸后，改小火再煮沸 30 分钟，取液约 200ml；两煎药汁混合后，分次频频服用，配合西医治疗。

【功效】扶正抑瘤。

【适应证】**晚期前列腺癌。**

【疗效】提高患者的生存质量，减轻药物毒副作用。

【来源】吕立国，代睿欣，王昭辉，等．陈志强教授扶正抑瘤法治疗晚期前列腺癌临床经验．新中医，2007，39（5）：91

## 前列汤

薏苡仁30g　炙黄芪30g　黄精15g　白花蛇舌草15g　土贝母10g　莪术10g　猪苓15g

【用法】水煎服，每天 2 次，每日 1 剂。

【功效】扶正，解毒，活血。

【适应证】**前列腺癌术后。**

【疗效】临床症状大部分都能得到改善，其他方面如血清 PSA、生存质量、体力状况也得到一定改善。

【来源】张亚强．前列汤治疗前列腺癌观察．中国中西医结合外科杂志，2002，11（3）：42

第五章
# 妇科肿瘤

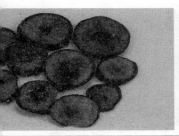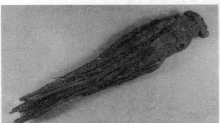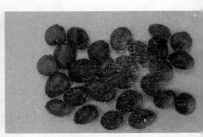

# 第一节　子宫颈癌

子宫颈癌是指发生在子宫阴道部及子宫颈管的恶性肿瘤，是妇女最常见的恶性肿瘤之一，在我国宫颈癌居女性生殖系统肿瘤首位，死亡率居恶性肿瘤死亡的第七位。早期无症状或仅有白带增多，接触性出血，随后出现不规则阴道流血，恶臭白带，下腹胀痛等。

中医文献无子宫颈癌的病名，根据其症状表现，多属于"带下"、"崩漏"、"五色带"、"月经不调"、"癥瘕"等范畴。中医学认为本病由于经期、产后损伤冲任；外受湿热毒邪，或肝气郁结，气滞血瘀；或脾虚生湿，久遏成毒，湿毒下注；身体虚弱，渐成虚或阴虚之证。

## 抑癌破瘤汤

白花蛇舌草 30g　蒲公英 30g　黄芩 10g　大黄 6g　天花粉 15g
鱼腥草 15g　忍冬藤 20g　连翘 10g　乌贼骨 10g　重楼 10g　蜈蚣 3g
水蛭 4g　皂角刺 10g　地榆炭 15g　女贞子 15g　山豆根 10g　三棱 6g
莪术 6g　生地黄 10g　香附 10g　党参 15g　白术 15g　茯苓 10g　甘草 6g　白茅根 15g　白及 10g

【用法】头煎药用水量浸过药面 1~3cm，冷水浸泡 20 分钟左右，武火煮沸后，改用文火慢煎 30 分钟，取药液约 200ml；二煎加水约 400ml，武火煮沸后，改用文火慢煎 30 分钟，取药液约 200ml。两煎药汁混合后分早、晚 2 次服。

【功效】抑癌破瘤。

【适应证】子宫颈癌。

【来源】唐维居. 中药治愈子宫颈癌 1 例. 中外妇儿健，2011，19（2）：79

## 破癖消癥汤合败毒抗癌熏洗煎

内服破癖消癥汤：当归身 10g　白芍 10g　黄芪 15g　山药 15g

茯苓 15g　阿胶 10g（烊化）　炒五灵脂 12g　蜀羊泉 30g　鳖甲胶 10g
（烊化和服）　龟板胶 10g（烊化）　丹参 10g　昆布 10g　海藻 10g　槐
花炭 10g　椿根皮 15g

　　外用败毒抗癌熏洗前：蜀羊泉 60g　阿魏 1.5g　黄柏 10g　椿根皮
30g　生苍术 15g　乌梅 6g　金银花 15g

【用法】破瘀消癥汤水煎服，每天 2 次，每日 1 剂。外用熏洗煎，每日 1
剂，煎水去渣，每日 3 次，熏洗阴道。

【功效】益气补脾，清热化湿，破癖消癥。

【适应证】**子宫颈癌（肝气郁结，脾气虚弱，湿热客于胞宫，冲任带脉受
损）**。症见：面色无华，阴道出血淋漓不净，晨起面浮，小腹坠痛，赤白带
下，腥臭难闻，纳少神疲，夜不安卧，舌苔薄黄根腻，舌质紫黯，脉弦细
而弱。

【来源】许戈，许步仙. 治疗肿瘤脸案 3 则. 江苏中医，1996，17（1）：23 - 24

## 🪷 益气养血补肝益肾汤合宫颈癌 1 号

　　内服益气养血补肝益肾汤：生黄芪 30g　党参 15g　当归 20g　茯
苓 10g　山药 15g　熟地黄 15g　杜仲 10g　枸杞子 15g　天花粉 30g
土茯苓 30g　白花蛇舌草 30g　重楼 15g　墨旱莲 30g　生牡蛎 20g　水
红花子 30g　丹参 10g　夏枯草 15g　柴胡 10g　白芍 15g

　　外用宫颈癌 1 号：山慈菇 36g　土茯苓 24g　黄柏 30g　乳香 30g
冰片 6g　雄黄 12g　蜈蚣 4 条

【用法】在服内服药的同时，结合外用药的治疗，将药物混合研成细粉
末，每周局部上药 2 次。内服药水煎服，每天 2 次，每日 1 剂。

【功效】益气养血，滋补肝肾，抗肿瘤。

【适应证】**子宫颈癌放射治疗后（气血亏虚、肝肾不足）**。症见：形体虚
弱，气短乏力，面色无华，腰痛腿软，行走困难，带下脓血恶臭。舌质淡，
苔白，脉细弱。

【来源】杨晓琴. 宫颈癌恶性肿瘤治验举隅. 中医杂志，2010，51（2）：85

## 🪷 败毒去瘀汤

　　草河车 15g　白花蛇舌草 30g　半枝莲 15g　土茯苓 30g　苍术 9g

黄柏 6g　萹蓄 9g　赤芍 9g　薏苡仁 12g

【用法】水煎服，每天 2 次，每日 1 剂。

【功效】清热败毒，活血去瘀。

【适应证】**宫颈癌（湿热蕴毒型）**。症见：白带多，色如米泔，气臭，少腹胀痛，尿黄便干，口干或苦或有秽臭，舌质暗红或正常，苔白腻或黄腻，脉滑数。

【来源】北京中医医院北京市中医研究所肿瘤科 . 62 例宫颈癌中医中药治疗远期疗效追访小结 . 医学研究通讯，1974，（8）：19 - 26

## 🪷 解毒抗癌汤

茵陈 15g　郁金 9g　青皮　陈皮各 9g　香附 9g　当归 9g　白芍 9g

薏苡仁 12g　半枝莲 15g　白花蛇舌草 30g　黄芩 9g

【用法】水煎服，每天 2 次，每日 1 剂。

【功效】疏肝理气，解毒抗癌。

【适应证】**宫颈癌（肝郁气滞型）**。症见：心情忧郁，胸胁或少腹胀，心烦易怒，口干苦，不思饮食，白带稍多，舌质正常或稍红，舌苔薄白，脉弦。

【来源】北京中医医院北京市中医研究所肿瘤科 . 62 例宫颈癌中医中药治疗远期疗效追访小结 . 医学研究通讯，1974，（8）：19 - 26

## 🪷 滋肝益肾汤

知母 9g　生地黄 12g　黄柏 4.5g　生山药 15g　旱莲草 15g　草河车 15g　泽泻 9g　白花蛇舌草 30g

【用法】水煎服，每天 2 次，每日 1 剂。

【功效】滋补肝肾，佐以解毒。

【适应证】**宫颈癌（肝肾阴虚型）**。症见：头晕、耳鸣，口干，腰酸痛，手足心热，大便秘结，小便涩痛短赤，常有阴道出血，舌质红或正常，舌苔薄白或有剥脱，脉细数或弦细。

【来源】北京中医医院北京市中医研究所肿瘤科 . 62 例宫颈癌中医中药治疗远期疗效追访小结 . 医学研究通讯，1974，8：19 - 26

## 🪷 补中益气汤

黄芪 9g　黄精 9g　太子参 9g　续断 9g　桑寄生 30g　狗脊 9g　薏苡仁 12g　陈皮 9g　升麻 3g　生龙骨　牡蛎各 30g

【用法】水煎服，每天 2 次，每日 1 剂。

【功效】补中益气，散结固肾。

【适应证】**宫颈癌（中气下陷型）**。症见：赤白带下，肛门阴道少腹下坠，腰酸痛，纳少，神疲，二便不利，舌质淡红，苔薄白脉细无力。

【来源】北京中医医院北京市中医研究所肿瘤科.62 例宫颈癌中医中药治疗远期疗效追访小结.医学研究通讯，1974，8：19-26

## 🪷 参芪二术汤

太子参 30g　黄芪 25g　焦白术 30g　莪术 30g　穿山甲 15g　茯苓 30g　鸡内金 15g　车前子 30g（包）　白花蛇舌草 20g　猪苓 30g　冬瓜皮 30g

【用法】水煎服，每天 2 次，每日 1 剂。服药困难者，可将药液浓缩至 200ml，分 2 次结肠内缓慢滴入。

【功效】益气化瘀，健脾行水。

【适应证】**晚期恶性肿瘤**。

【临证加减】有出血倾向者，去莪术，加血余炭 12g，生大黄粉 2g（冲）；腹水重者，加大腹皮 30g、茯苓皮 30g、甘遂粉 0.5g（冲）；有黄疸者，加茵陈 60g、炒栀子 12g、虎杖 30g；疼痛者，加延胡索 15g，乌药 12g；恶心呕吐者，加旋覆花 12g（包），代赭石 12g，竹茹 10g。

【来源】李新德.参芪二术汤结合灌注化疗治疗腹腔恶性肿瘤 60 例.国医论坛，2001，16（6）：21-22

## 🪷 金匮肾气丸

桂枝　附子各 9g　熟地　山茱萸　山药　茯苓　牡丹皮各 10g　泽泻 15g　黄芪 30g

【用法】附子先用开水煎 15～20 分钟，再与其他药同煎。口服，每天 2

次，每日 1 剂。

【功效】温阳益气，补肾利尿。

【适应证】**宫颈癌根治术后并发尿潴留患者。**

【临证加减】气虚重者，加大黄芪用量至 60g；脾虚者，加白术 10g；血虚者，加当归 10g。

【来源】蔡竞. 金匮肾气丸治疗宫颈癌根治术后尿潴留 10 例. 陕西中医学院学报，2005，28（4）：31-32

## ❀ 解毒散结汤

柴胡 10g　白芍 30g　炒白术 15g　土茯苓 15g　栀子 15g　牡丹皮 10g　莪术 10g　三棱 6g　炮山甲 10g　败酱草 15g　水红花子 10g　红藤 15g　蛇莓 15g　龙葵 15g　白花蛇舌草 30g　半枝莲 15g　甘草 10g

【用法】水煎服，每天 2 次，每日 1 剂。配合金龙胶囊每次 4 粒，每日 3 次，饭前服，1 个月为 1 个疗程。

【功效】行气活血，解毒散结。

【适应证】**子宫颈癌。**

【临证加减】肝肾阴虚者，加女贞子 15g、旱莲草 15g、白及 15g、青蒿 15g、知母 10g、桑寄生 10g；肝郁气滞者，加川楝子 10g，香附 10g，乌药 10g，佛手 10g，厚朴 10g；湿热瘀毒者，加黄柏 10g，苍术 15g、连翘 10g、金银花 15g、萹蓄 15g、瞿麦 10g；脾肾阳虚者，加肉桂 6g、山茱萸 10g、熟地 12g、制附子 6g、乌药 10g、生黄芪 30g、当归 10g、补骨脂 12g。

【来源】石怀芝，徐晓燕. 金龙胶囊配合中药治疗子宫颈癌 114 例临床观察. 北京中医，2001，（20）4：64-65

## ❀ 南星半夏散

生南星 60g　生半夏 30g　山豆根 15g　蜈蚣 10 条　明矾 30g

【用法】共研为极细末，通过 0.08mm 细筛，将上药末分 20 份，每次取 1 份用棉团沾满药末纳入病变部位，每日早晚各换 1 次。同时结合辨证予以疏肝健脾，利水解毒中药汤剂口服。

【功效】燥湿化痰，攻毒散结。

【适应证】宫颈癌。

【来源】郑祖萍. 南星半夏散为主治疗宫颈癌 6 例报告，1992，（14）3：11

## 止血灵

炙黄芪 50g　当归 20g　白花蛇舌草 30g　蒲公英 15g　仙鹤草 50g　白及 20g　炒栀子 15g　生地黄炭 15g　藕节 15g　茜草根 30g　炒蒲黄 20g　三七粉 10g（冲服）　甘草 10g

【用法】上药水煎 2 次共取汁 450ml 混匀分次服；如出血量多者每 6 小时服药 1 次，出血淋漓不断者每日服药 1 剂. 分早晚服。

【功效】补气活血，清热解毒，凉血止血。

【适应证】宫颈癌大出血患者。

【临证加减】小腹冷痛者，加艾叶炭 15g、炮姜 6g；阴血虚弱者，加旱莲草 20g、阿胶 30g（烊化兑服）；血热者，加黄芩炭 15g；腰困酸痛者，加杜仲炭 15g、续断 15g；腹痛血色黑有块者，加益母草 20g、桃仁 15g。

【来源】苏德易，胡新全. 止血灵治疗宫颈癌大出血 28 例观察. 实用中医药杂志 1997 年，13（1）：6 - 7

## 四核清宫丸 1

山楂核 30g　荔枝核 30g　橘核 30g　桃仁 30g　柴胡 30g　青皮 25g　郁金 30g　当归 30g　川楝子 30g　白芍 30g　黄芩 25g

【用法】以上药物，共研细末，过筛，蜜制为丸，每日 3 次，每次 15g，白开水送服，1 个月为一疗程。

【功效】解毒化瘀，通经散结。

【适应证】宫颈癌（肝郁气滞型）。症见：胸胁胀满，情绪郁闷，少腹胀感，全身窜痛，口苦咽干，白带稍多，阴道流血夹有瘀块，脉弦，舌质稍暗，苔白薄微黄。

【来源】姚九香，王明义. 自拟四核清宫丸治疗宫颈癌 18 例临床观察. 甘肃中医，1998，11（2）：35

## 四核清宫丸 2

山楂核　荔枝核　橘核　桃核各 30g　外加土茯苓　败酱草　蒲

公英　半枝莲各30g　瞿麦　生薏苡仁　厚朴各20g　鸡内金　赤芍

大黄各10g

【用法】共研细末，以蜜为丸，日服3次，每次15g，1个月为一疗程。

【功效】清热利湿，解毒化瘀，通经散结。

【适应证】**宫颈癌（湿热瘀毒型）**。症见：白带多，色如米泔，气臭，少腹胀痛，脘闷纳差，尿黄便结，舌质暗红，脉弦滑。

【来源】姚九香，王明义．自拟四核清宫丸治疗宫颈癌18例临床观察．甘肃中医，1998，11（2）：35

### 加味当归补血汤

黄芪30g　当归6g　党参15g　白术10g　阿胶12g（烊化）　何首乌12g　女贞子12g　菟丝子12g　炙甘草3g

【用法】于放疗第1天开始，联用加味当归补血汤口服。水煎服，每天2次，每日1剂，至放疗结束时为止。

【功效】补气生血，健脾滋肾。

【适应证】**中晚期宫颈癌患者。**

【来源】唐之雅，涂青松．加味当归补血汤对中晚期宫颈癌作用的临床研究．中国现代药物应用，2007，1（12）：35－36

# 第二节　子宫内膜癌

子宫内膜癌又称子宫体癌，是指原发生于子宫内膜的一组上皮性恶性肿瘤，为女性生殖器三大恶性肿瘤之一。近年来发病率呈上升趋势，临床上可见阴道出血、阴道排液及下腹坠痛等症状。中医学对子宫内膜癌无专门的论述，依据其临床表现，归类于"五色带"、"崩漏"、"经断复来"、"癥瘕"、"月经过多"、"经期延长"、"月经先期"等范畴。是由脾、肝、肾三脏器功能失调，湿热瘀毒，蕴结胞宫，或肝气郁结，气滞血瘀，经络阻塞，日久积于腹中所致。治疗上多以健脾祛浊，益肾止血调之。

## 人康煎

黄芪 30g　党参 15g　白花蛇舌草 15g　半枝莲 15g　夏枯草 20g　当归 12g　三棱 15g　莪术 15g　三七粉 3g（冲服）　延胡索 12g　枳壳 12g　青皮 15g　半夏 10g　砂仁 6g　生麦芽 30g　鸡内金 15g　天门冬 15g　麦门冬 15g　牛膝 15g　甘草 5g

【用法】头煎加水约 500ml，先泡 20 分钟，武火煮沸后，改小火再煮沸 30 分钟，取液约 200ml；二煎，加水约 400ml，武火煮沸后，改小火再煮沸 30 分钟，取液约 200ml；三煎，加水约 300ml，武火煮沸后，改小火再煮沸 20 分钟，取液约 200ml；三煎药汁混合后，分成 3 份。每袋约 200ml，每次 1 袋，每日 3 次，在化疗的同时服用中药。

【功效】益气养血，散瘀止血，理气止痛，调和胃气，降逆止呕。

【适应证】子宫内膜癌术后化疗患者。

【临证加减】乏力甚者，党参增至 30g；白细胞降低甚者，加鸡血藤 30g、制首乌 15g、女贞子 12g；大便溏者，加白术 15g、山药 15g；失眠者，加远志 10g、夜交藤 30g；阴道出血者者，加仙鹤草 30g、小蓟 10g；腹胀、腹痛者，加木香 6g。

【疗效】5 年生存率为 85.7%（未服中药组 74.3%），复发转移率 11.43%（未服中药组 25.71%）。

【来源】徐凤秦，朱小朝，何继龙，等．人康煎对子宫内膜癌术后化疗的增效减毒作用研究．临床研究，2012，44（11）：31－32

## 理气活血八珍汤

黄芪 15g　白术 12g　党参 10g　当归 10g　川芎 8g　熟地黄 12g　桑寄生 15g　陈皮 10g　北沙参 10g　茯苓 15g　炙甘草 6g　砂仁 6g　蟅虫 12g　山慈菇 12g　熟附子 10g　柴胡 8g　炙鳖甲 15g

【用法】水煎，早晚 2 次分服。

【功效】健脾益肾，益气养阴，理气活血。

【适应证】手术后接受化疗的患者。

【来源】孙选，孔守芳，陈芊，等．中药改善妇科恶性肿瘤化疗患者生活质量临床观察．中国中西医结合杂志，2012，32（11）：1569－1570

## 活血助孕汤

炒当归 10g  赤白芍 10g  山药 15g  熟地 10g  茯苓 10g  益母草 12g  续断 12g  红花 6g  川芎 10g  菟丝子 12g  女贞子 10g  旱莲草 12g

【用法】水煎，每日 1 剂，早晚 2 次分服。术后立即内服中药汤剂 3 ~ 5 个月。

【功效】滋阴补肾，补血活血。

【适应证】早期子宫内膜癌术后。

【临证加减】大便易溏者，去当归加丹参 15g；胸闷烦躁者，加柴胡 12g、香附 10g；心悸失眠者，加丹参 15g、黄连 5g、夜交藤 30g；月经过多者，加荆芥炭 10g、仙鹤草 30g；少腹痛甚者，加水蛭 6g、䗪虫 6g。

【来源】徐凤秦，李芳，朱小朝，等. 腹腔镜治疗早期子宫内膜癌术后配合中药治疗. 大家健康，2012，6（4）：13 – 15

## 丹栀逍遥散

柴胡 6g  白术 6g  当归 9g  白芍 9g  茯苓 9g  薄荷 3g  牡丹皮 6g  山栀 6g  益母草 9g  血余炭 9g  甘草 3g

【用法】水煎，每日 1 剂，早晚 2 次分服。

【功效】平肝清热，佐以止血。

【适应证】子宫内膜癌（血热型）。症见：阴道突然大出血或出血淋漓不断，胸胁胀满，心烦易怒，舌红苔薄黄，脉弦数。

【来源】任天贵. 子宫内膜癌的中医治疗. 山西医药杂志，2012，41（7）：755 – 756

## 益元煎

人参 12g  黄芪 15g  灸甘草 6g  白术 12g  升麻 6g  艾叶 12g  阿胶 9g（烊化）

【用法】水煎，每日 1 剂，早晚 2 次分服。

【功效】益气健脾，固摄止血。

【适应证】**子宫内膜癌（气虚型）**。症见：暴崩下血或淋漓不净，色淡质清，面色苍白，肢倦神疲，气短懒言。舌质淡或舌边有齿印，苔薄润。脉缓弱无力。

【来源】任天贵．子宫内膜癌的中医治疗．山西医药杂志，2012，41（7）：755－756

## 🪷 左归丸

　　熟地20g　淮山药30g　山茱萸15g　菟丝子30g　枸杞子30g　鹿角胶15g（烊化）　女贞子30g　旱莲草30g　仙鹤草30g　血余炭30g　棕榈炭15g

【用法】水煎，每日1剂，早晚2次分服。

【功效】育阴滋肾，固冲止血。

【适应证】**子宫内膜癌（肾虚型）**。症见：阴道出血，量多少不一，色鲜红，头晕目眩，耳鸣心悸，五心烦热，两颧红赤，腰膝酸软。舌红少苔，脉细数。

【来源】任天贵．子宫内膜癌的中医治疗．山西医药杂志，2012，41（7）：755－756

## 🪷 血府逐瘀汤

　　桃仁6g　红花6g　当归6g　生地黄6g　川芎6g　赤芍6g　柴胡9g　延胡索9g　没药6g　甘草3g

【用法】水煎，每日1剂，早晚2次分服。

【功效】活血行瘀，理气止痛。

【适应证】**子宫内膜癌（血瘀型）**。症见：时崩时止，淋漓不净，或突然量多，夹有瘀块，少腹疼痛拒按。舌质紫黯，苔薄，脉沉涩或弦细。

【来源】任天贵．子宫内膜癌的中医治疗．山西医药杂志，2012，41（7）：755－756

# 第三节  卵巢癌

卵巢癌是卵巢肿瘤的一种恶性肿瘤，是指生长在卵巢表面和其下方卵巢间质的恶性肿瘤，可以发生于女性的任何年龄时期。卵巢癌的死亡率高，居女性生殖器恶性肿瘤死亡率的首位，占女性恶性肿瘤死亡率的第四位。卵巢癌早期常无症状，可以在妇科检查时发现，晚期主要表现为腹胀，腹部肿块及腹水。卵巢癌属中医学"癥瘕"、"积聚"等病范畴。治以扶正散结为主。

## ❀ 消癥汤

人参6g  黄芪30g  全当归  茯苓  肉苁蓉  菟丝子  蛇莓各10g  制黄精  半枝莲各30g  蛇舌草15g  蟾蜍皮  阿胶（烊化）各10g

【用法】水煎，早晚2次分服。化疗期间以及化疗后长期服用，随症加减中药。

【功效】扶正祛邪，活血化瘀。

【适应证】卵巢癌术后。

【临证加减】咳嗽、咳血者，加川贝母6g、枇杷叶12g、白及10g；腹水者，加大腹皮15g、车前子10g；疼痛者，加罂粟壳6g。

【来源】张风林，王士勤.19例卵巢癌术后中西医结合治疗.江苏中医，1993，（12）：1512

## ❀ 散结汤

柴胡10g  青皮10g  丝瓜络12g  瓜蒌13g  玄参10g  牡蛎12g  穿山甲  鹿角霜  浙贝母  当归  赤芍各9g  甘草6g

【用法】水煎，早晚2次分服。同时配合服用慈丹胶囊、复方莪术消瘤胶囊、癥消癥各药连服60天。

【功效】疏肝理气，软坚散结。

【适应证】卵巢癌切除及化疗后盆腔淋巴转移，乳腺小叶增生（肝郁气滞

**痰气内结**）。症见：神疲乏力，动则心悸，手足麻木，不思饮食，头部昏晕，两侧发痛，月经紊乱，舌质淡暗，脉细弦。

【疗效】1 年后复查未见病灶转移，5 年随访，患者状况良好。

【来源】郑伟达，郑东海．卵巢癌中医治疗体会．世界中医药，2011，6（4）：316 - 317

## 🪷 消水膏外敷

黄芪 80g　猪苓 50g　石吊兰 50g　商陆 20g　千金子 6g　薏苡仁 50g　桃仁 40g　红花 30g　莪术 30g　沉香 10g　槟榔 10g

【用法】将上述药物研细成粉末，以蒸馏水透皮吸收剂和凡士林调均成膏剂，避开穿刺点处在腹部均匀外敷自制中药膏剂，厚度以 3~6cm 为宜，敷药范围为以脐为中心，边长为 15cm 左右的区域，然后以保鲜膜纱布覆盖，胶带固定，每日换药 1 次，共敷 15 次。同时配合腹腔灌注化疗。

【功效】行气活血，利水逐水，软坚散结。

【适应证】**卵巢癌腹水**。

【疗效】腹水改善情况有效率 86.7%，症状改善率 80%。

【来源】金庆满，赵晔，欧阳玉，等．中药外敷联合腹腔灌注化疗治疗卵巢癌腹水 30 例临床观察．中国医药导报，2011，9（17）：20 - 32

## 🪷 益气健脾抗癌汤

生黄芪 30g　党参 15g　黄精 15g　当归 15g　山药 30g　白术 15g　薏苡仁 15g　鸡血藤 30g　枸杞子 30g　浮小麦 20g　土茯苓 30g　夏枯草 30g　石见穿 30g　益母草 30g　重楼 10g　刘寄奴 15g　桑寄生 30g　荔枝核 20g　水红花子 30g　茜草 30g　急性子 15g

【用法】水煎，早晚 2 次服。

【功效】益气养血，补益脾肺，佐以抗肿瘤。

【适应证】**卵巢癌术后（气血不足，肺脾气虚）**。症见：心慌气短，四肢乏力，头晕自汗，小腹冷痛。舌质淡，苔薄白，脉沉细涩。

【来源】郭福魁，王剑虹，耿燕．妇科生殖器官肿瘤治验举隅．北京中医杂志，1987（2）：44 - 45

## 消癥散结汤

桃仁　苦参　露蜂房　香附各10g　半枝莲　山慈菇　八月札

厚朴　麦门冬各5g　蟅虫　甘草各6g　女贞子20g

【用法】水煎，早晚2次分服。可随症加减。并予配合口服复方红豆杉胶囊，每次2粒，每日3次，安康欣胶囊每次5粒，每日3次。

【功效】解毒祛瘀，消癥散结。

【适应证】**卵巢癌（瘀毒互结）**。症见：腹胀，手伤口处偶有疼痛，稍疲倦，纳眠可，二便调，舌暗红苔薄黄脉弦滑。

【疗效】5月后复查卡氏评分90分，随访4年未见肿瘤转移及复发。

【来源】李佳殷. 林丽珠治疗卵巢癌经验. 中医杂志，2012，53（21）：1866－1867

## 破结化积汤

当归　赤芍　川芎　三棱　莪术　急性子各10～15g　熟地黄

15～30g　代赭石30g　炮姜　桂枝各15g　竹茹　蝉蜕各10g　干蛤蟆

2个　蜈蚣3～5条　生姜10片　大枣10枚

【用法】水煎，早、晚2次服。

【功效】散寒化积，驱毒破结。

【适应证】**卵巢癌**。

【临证加减】下元虚寒重者，重用炮姜10g，更加肉桂5g、附子10g；腹胀便秘者，加牵牛子5g、槟榔10g、皂角10g，甚则加生大黄10g、芒硝10g（冲服）；上焦有热（上热下寒证）者，加山栀10g、牡丹皮10g、黄芩10g；气虚乏力者，加黄芪20g、党参15g。

【来源】高振华. 孙秉严治疗卵巢癌经验拾萃. 河南中医，2009，29（5）：508

## 解毒散结汤

半枝莲30g　龙葵30g　白花蛇舌草30g　白英30g　川楝子12g

车前草30g　土茯苓30g　瞿麦15g　败酱草30g　薏苡仁30g　大腹

皮10g

【用法】水煎，早晚2次分服。

【功效】清热利湿，解毒散结。

【适应证】**卵巢癌（湿热郁毒型）**。症见：腹部肿块，小腹胀痛，或伴有腹水、不规则阴道出血，口干苦、不欲饮，便干尿黄，舌质暗红，苔厚腻，脉弦滑或滑数。

【临证加减】毒热盛者，加蛇莓15g、重楼15g、苦参10g，腹胀甚者，加木香10g、槟榔15g、大腹皮15g、枳实10g。

【来源】徐咏梅．郁仁存中西医结合治疗卵巢癌的经验．北京中医，2006，25（9）：534－535

## 🪷 活血消积汤

当归15g　川芎10g　三棱10g　莪术15g　延胡索10g　川楝子12g　川厚朴10g　乌药10g　鸡血藤30g　龙葵30g　生牡蛎30g　土茯苓30g　白英30g　生黄芪30g

【用法】水煎，早晚2次分服。

【功效】理气活血，软坚消积。

【适应证】**卵巢癌（气虚血瘀型）**。症见：腹部包块坚硬固定，腹胀，腹部有时刺痛，夜间加重，面色晦暗无华，形体消瘦，肌肤甲错，神疲乏力，二便不畅，尿黄少。舌有瘀斑及暗紫，脉细涩或细弦。

【临证加减】肿块坚硬者，加穿山甲15g、水蛭4g、桃仁10g、虻虫2g，腹痛甚者，加白芍20g、炙甘草6g。

【来源】徐咏梅．郁仁存中西医结合治疗卵巢癌的经验．北京中医，2006，25（9）：534－535

## 🪷 归脾二陈汤

党参15g　生黄芪30g　白术10g　茯苓15g　车前子15g　山慈菇15g　夏枯草15g　赤芍10g　半夏10g　猪苓15g　海藻15g　厚朴10g　鸡内金10g

【用法】水煎，早晚2次分服。

【功效】健脾利湿，化痰散结。

【适应证】**卵巢癌（痰湿凝聚型）**。症见：腹部胀满，可触及腹部坚硬肿块及腹股沟或皮下结节肿物，胃脘胀，时有恶心，面虚浮肿，身倦无力，舌淡，苔白腻，脉滑。

【临证加减】腹水多者，加水红花子30g、抽葫芦10g、冲天草10g、天葵10g，腹胀甚者，加木香10g、槟榔10g、大腹皮15g、枳实10g。

【来源】徐咏梅．郁仁存中西医结合治疗卵巢癌的经验．北京中医，2006，25（9）：534－535

## 益气养阴汤

生黄芪20g　太子参15g　白术10g　白芍10g　麦门冬15g　生地黄10g　天花粉15g　北沙参30g　五味子10g　沙苑子10g　银柴胡10g　牡丹皮10g　炙甘草6g　柏子仁10g

【用法】水煎，早晚2次分服。

【功效】益气养阴，退热除烦。

【适应证】**卵巢癌晚期（气阴两虚型）**。症见：腹胀纳少，食后尤甚，午后低热，神疲乏力，心悸烦躁，日渐消瘦，喜凉饮，尿少便干，舌淡边尖红，或有裂纹，苔薄，脉细弱。

【临证加减】阴虚甚者，加生熟地10g、山茱萸10g、女贞子15g、旱莲草15g、龟板15g；毒热盛者，加败酱草15g、白英30g、龙葵15g、蛇莓15g、白花蛇舌草15g、苦参15g、蒲公英15g。

【来源】徐咏梅．郁仁存中西医结合治疗卵巢癌的经验．北京中医，2006，25（9）：534－535

## 化瘀散结汤

当归15g　川芎10g　三棱10g　莪术15g　延胡索10g　川楝子12g　厚朴10g　乌药10g　鸡血藤30g　龙葵30g　生牡蛎30g　车前草20g　白茅根30g　生黄芪30g

【用法】放、化疗后，每日1剂。水煎，早、中2次分服。

【功效】活血化瘀，理气散结，益气扶正，利水消肿。

【适应证】**卵巢癌腹腔转移（气机阻滞，瘀血内停者）**。

【临证加减】毒热盛者，加败酱草20g、龙胆草6g；腹胀甚者，加大腹皮

15g、枳实 10g；阴虚者，加牡丹皮 10g、女贞子 15g。

【疗效】治疗 36 例中，完全缓解 18 例，部分缓解 15 例，轻度缓解 2 例，稳定 1 例，总有效率 97%。

【来源】赵天皎，王秀琴，董星河.中西医结合治疗卵巢癌腹腔转移 36 例疗效观察.中国实用医药，2012，7（14）：171 – 172

## ❀ 新加增免抑瘤方

党参 黄芪各 12g 白术 9g 薏苡仁 12g 八月札 半枝莲各 30g 枸杞 9g 天门冬 麦门冬各 12g 僵蚕 9g 陈皮 青皮各 6g

【用法】水煎，早晚 2 次分服。

【功效】益气养阴，扶正祛邪。

【适应证】**卵巢癌术后（气阴两虚型）**。症见：神疲乏力，头晕，口干，纳果，自汗或盗汗，舌淡，苔少或薄白，脉细弱。

【临证加减】烘热汗出者，加女贞子 15g，旱莲草 15g，煅龙骨、牡蛎各 20g；夜寐不安者，加夜交藤 15g，酸枣仁 15g；湿阻中焦者，加砂仁 6g，厚朴 10g。

【来源】刘爱武，齐聪，胡争艳.中西医结合治疗卵巢癌疗效评估.辽宁中医杂志，2001，28（10）：618 – 619

## ❀ 扶正培本方

党参 15g 生黄芪 30g 枸杞 10g 桑白皮 20g 炒白术 15g 茯苓皮 30g 薏苡仁 12g 半枝莲 30g 重楼 10g 灵芝 10g 白花蛇舌草 30g 当归 10g 法半夏 8g 鸡血藤 10g 陈皮 6g 青皮 6g 甘草 6g

【用法】水煎，早晚 2 次分服。同时接受 4～6 周期的化疗。

【功效】益气养阴，扶正培本，化瘀解毒，疏肝解郁。

【适应证】**卵巢癌术后复发并腹水（气阴两亏、瘀毒内结、水湿内停证）**。

【来源】袁晓清，陈四明.中西医结合治疗卵巢癌术后复发并腹水 33 例.湖南中医杂志，2012，28（1）：20 – 21

## ❀ 补虚汤

党参 黄芪各 30g 仙鹤草 20g 茯苓 白术各 10g 枸杞 女贞

子 谷芽 麦芽各15g 厚朴9g 甘草3g

【用法】服药以化疗结束后3~5天开始,水煎,早晚2次分服。

【功效】健脾和胃,补养气血,滋补肝肾。

【适应证】**中、晚期卵巢癌。**

【来源】姚红梅,顾莹清.腹腔化疗及中药治疗卵巢癌术后43例.辽宁中医杂志,1998,(10):468-469

## 益气活血汤

黄芪30g 太子参30g 白术15g 白扁豆15g 泽兰30g 丹参30g 三棱15g 茯苓15g 大腹皮15g 赤芍30g 鸡血藤30g 砂仁10g 甘草10g

【用法】上述药物水煎后浓缩至100ml左右,分多次服用,每日1剂,服用2~3周。

【功效】益气活血,健脾利水。

【适应证】**晚期卵巢癌并大量腹水患者。**

【疗效】治疗23例,治愈7例(30.4%),好转13例(56.5%),稳定3例(13.0%),总有效率(好转+治愈)为87.0%。

【来源】王炳胜,刘秀芳,王丽玲,等.益气活血中药治疗晚期卵巢癌大量顽固性腹水.中国中医药信息杂志,2001,8(9):78

## 益气养阴煎

党参12g 黄芪15g 白术 白芍 天门冬 麦门冬各9g 天花粉15g 五味子5g 枸杞子 牡丹皮 鹿角霜 生地黄各9g 木香 佛手片各6g

【用法】水煎,早晚2次分服。

【功效】益气养阴。

【适应证】**卵巢癌患者。**

【来源】齐聪,刘爱武.益气养阴煎合化疗对卵巢癌T细胞亚群的影响.辽宁中医杂志,1998,25(3):128-129

## 培本化瘀血解毒汤

生黄芪 30g　党参 15g　天花粉 15g　白术 20g　白芍 15g　薏苡仁 30g　仙鹤草 30g　鸡血藤 30g　猪苓、茯苓各 15g　丹参 15g　玄参 10g　半枝莲 20g　白花蛇舌草 30g

【用法】水煎，早晚 2 次分服。自腹腔化疗前 1 周开始服用，可连续服用至腹腔化疗结束或更长时间。

【功效】益气健脾，养阴活血，解毒散结。

【适应证】卵巢癌。

【来源】夏亲华. 中药扶正培本、化瘀解毒配合腹腔化疗治疗晚期卵巢癌. 安徽中医临床杂志，1999，11（1）：5-6

## 益气抑瘤汤

生黄芪 30g　太子参 30g　炒白术 10g　茯苓 10g　鸡血藤 30g　三棱 9g　莪术 6g　白花蛇舌草 12g　甘草 3g

【用法】头煎加水 500ml，浸泡 30 分钟，煮沸后文火煎煮 30 分钟，取汁 100ml；二煎加水 200ml，煎煮 30 分钟，取汁 100ml，两煎相混，装袋，分别于早、晚餐后 1 小时服用，有恶心、呕吐者可择时少量频服。从每个化疗疗程结束第 2 天起，到下个化疗周期的前 1 天。

【功效】益气扶正，化瘀解毒。

【适应证】卵巢癌。

【疗效】治疗 27 例，显效 10 例，有效 12 例，无效 5 例，总有效率为 81.48%。

【临证加减】兼肝肾阴虚者，加熟地黄 15g、白芍 10g；兼气滞者，加柴胡 10g、川芎 15g；兼热毒郁结者，减少黄芪、太子参用量，加半枝莲 15g；恶心呕吐明显者，加姜半夏 10g；血尿者，加石韦 20g；中重度贫血者，加当归 10g、白芍 15g。

【来源】陈捷，王小红，陈丽笙，等. 扶正祛邪法治疗卵巢癌 27 例临床观察. 福建中医药，2011，42（1）：14-15

# 第四节　恶性滋养细胞肿瘤

由胚胎滋养细胞变化而来的肿瘤称为滋养细胞肿瘤，如葡萄胎、侵蚀性葡萄胎和绒毛膜癌等。其中侵蚀性葡萄胎（恶性葡萄胎）及绒毛膜癌为恶性滋养细胞肿瘤。恶性葡萄胎及绒毛膜癌属中医学"鬼胎"、"漏下"范畴。皆由人体正气不足，脏腑功能失调，使邪滞胞宫，痰毒凝聚、气滞血瘀，久而成块。

## 🪷 抗癌扶正汤

天花粉 30g　香附 20g　半枝莲 25g　益母草 25g　白花蛇舌草 25g　紫草 20g

【用法】水煎，早晚 2 次内服，7 天为一疗程，可连续服用。同时配合西医常规化疗。

【功效】抗癌，扶正，软坚，活血，化瘀。

【适应证】**恶性滋养细胞肿瘤。**

【临证加减】湿邪重者，加苍术 12g、茯苓 15g；气虚明显者，加人参 10g、黄芪 30g；血虚明显者，加当归 12g、阿胶 10g；阴虚内热者，加生地黄 20g、玄参 20g；气滞血瘀者，加三棱 12g、莪术 12g。

【来源】赵庆新，冯金霞，张淑爱.中西医结合治疗恶性滋养细胞疾病 23 例.中医研究，1998，11（4）：33－34

## 🪷 抗癌煎

红花 9g　桃仁 9g　三七 6g　当归 6g　大黄 6g　牡丹皮 6g　花蕊石 15g　地黄 15g　党参 12g　海浮石 30g　薏苡仁 30g　珍珠母 30g　代赭石 30g　土茯苓 30g　半枝莲 30g　瓜蒌 15g

【用法】头煎药用水量浸过药面 1～3cm，冷水浸泡 20 分钟左右，武火煮沸后，改用文火慢煎 30 分钟，取药液约 200ml；二煎加水约 400ml，武火煮沸后，改用文火慢煎 30 分钟，取药液约 200ml。三煎加水约 400ml，武火煮沸后，改用文火慢煎 30 分钟，取药液约 200ml。三煎药汁混合后分 3 份，早、中、晚 3 次内服。

【功效】益气养阴，活血化瘀。

【适应证】**恶性滋养细胞肿瘤。**

【临证加减】阴虚者，加牛膝 15g、青黛 3g、地龙 10g；脾虚湿盛者，加白术 15g、茯苓 15g；咳血者，加苦杏仁 10g、贝母 10g、青黛 3g。

【疗效】治疗恶性葡萄胎 7 例，绒毛膜癌 2 例，痊愈 8 例，1 例绒毛膜癌无效。

【来源】胡熙明. 中国中医秘方大全（下卷）. 上海：文汇出版社，1996，742 – 743

# 第五节　外阴癌

外阴癌为起源于外阴部皮肤、黏膜及其附属器官和前庭大腺等的恶性肿瘤。外阴部位恶性肿瘤比较少见，约占女性恶性肿瘤的 1.6%，女性生殖器恶性肿瘤的 3% ~ 5%。主要发生于绝经后妇女，发生率随着年龄的增长而增加。90% 为鳞状细胞癌。大多数鳞癌发生于大阴唇，也可发生于小阴唇、阴蒂和会阴。外阴癌早期无特异性改变，多表现为外阴瘙痒、疼痛、局部溃疡及肿块。根据其发病特征及临床表现，当属中医学"癥瘕"范畴。

## ❀ 解毒抗癌汤

白花蛇舌草 120g　薏苡仁 30g　重楼 15g　没药 9g　乳香 3g　蜈蚣 10 条　僵蚕 30g　生牡蛎 30g　当归 15g　黄芪 15g　白术 15g　香附 12g

【用法】水煎，早晚 2 次内服。

【功效】祛湿解毒，补益气血。

【适应证】**外阴癌（邪盛正衰，气血亏虚，肝脾两伤，痰湿内蕴，毒邪炽盛）。** 症见：外阴硬性肿块，触之如石，平塌，边界不清，皮肤紧而亮，无红热，肿块中有溃疡，边缘突起，质硬，凹陷，底平，溃后皮烂肉坚，血水淋漓，局部疼痛难忍。脉虚大浮数，舌淡无苔皲裂。

【来源】刘越. 中医药治愈外阴癌一例. 上海中医药杂志，1982，（8）：23

# 第六章

# 淋巴造血系统肿瘤

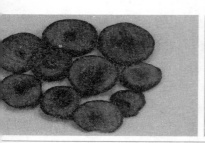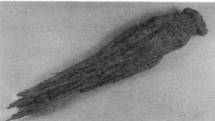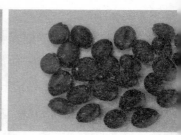

# 第一节 恶性淋巴瘤

恶性淋巴瘤是原发于淋巴结或结外淋巴组织的恶性肿瘤，来源于淋巴细胞或组织细胞恶变，根据病理组织学的不同，可分为霍奇金病及非霍奇金淋巴瘤两大类，其发病与病毒感染、免疫抑制、细菌感染、环境污染等原因关系密切，在我国多见于 20～40 岁中青年，男多于女。

本病的诊断要点是：①早期自行或体检时发现颈、颌下、耳下、枕后等处呈无痛性、进行性局部或全身淋巴结肿大，随着淋巴结的肿大或外侵犯引起局部组织器官压迫症状和体征，晚期出现皮痒、发热、消瘦、盗汗、疲乏、贫血等全身症状。②经现代医学如 X 线、淋巴造影、放射性核素检查、CT 等发现相应病变。③淋巴结活检组织检查或经其他病理检查证实本病诊断。

恶性淋巴瘤一般属于中医学"阴疽"范畴，多由正气虚衰、邪毒侵袭、七情内伤所致，病位在肺、脾、肝、肾。中医学认为凡淋巴结肿大者皆与"痰"有关，所谓"无痰不成核"。而痰之起因有二，一为寒湿凝结成痰；二为火热煎熬精液成痰。患病初期实证为主者则以温化寒痰、化瘀散结治疗为主；中期虚实夹杂为主者则给予健脾化痰祛瘀、补肾养肝；晚期以正虚为主者则给予滋阴温阳、补益肝肾治疗为主。

## ❀ 软坚散结方

夏枯草 15g　黄药子 10g　山慈菇 12g　浙贝母 10g　连翘 15g　莪术 10g　炒王不留行 10g　望江南 10g

【用法】水煎，在化疗间歇期口服，每天 2 次，每日 1 剂。

【功效】软坚散结，化痰祛瘀。

【适应证】**恶性淋巴瘤（痰瘀互结型）**。症见：颈项、腋下或腹股沟等处肿核，渐渐增大，质地坚硬，不痒不痛，舌质暗红，苔白腻，脉滑涩。

【临证加减】兼见气虚，加太子参 15g、黄芪 15g、白术 10g；兼见血虚，加当归 15g、熟地黄 15g、阿胶 15g、女贞子 10g、白芍 10g；兼有肝肾不足，加补骨脂 15g、仙茅 15g、淫羊藿 15g、山萸肉 15g。

【疗效】治疗 30 例，显效 14 例，有效 10 例，无效 6 例，总有效率为 80%。

【来源】周建华，徐爱华．中西医结合治疗恶性淋巴瘤 30 例．江西中医杂志，2005，（10）：45

## 双草汤

白花蛇舌草 100g　夏枯草 60g　山楂 50g　首乌 30g　鳖甲 30g　牡丹皮 30g　党参 30g　半边莲 30g　薏苡仁 25g　生地黄 20g　白术 20g　白芍 20g　女贞子 20g

【用法】水煎服，每天 2 次，每日 1 剂。

【功效】滋阴软坚，消肿解毒。

【适应证】**恶性淋巴瘤（阴虚肿毒型）**。多见于晚期，颈部或腹股沟等处肿核或大或小，或见脘腹痞块，午后潮热，五心烦热，口干咽噪，头晕耳鸣，舌红少苔或无苔，脉弦细或沉细数。

【来源】周宜强．实用中医肿瘤学．北京：中医古籍出版社，2006：317

# 第二节　白血病

白血病是造血组织中白细胞系统过度增生并侵犯其他组织和器官的一类非实体瘤，发病多与遗传因素、病毒感染、化学因素、放射因素等有关，多见于儿童和青年，男性发病率略高于女性。

根据病程和临床分型可以分为：急性白血病、慢性粒细胞白血病、慢性淋巴细胞白血病。

## 清热地黄汤

水牛角 50g　生石膏 30g　生地黄 15g　栀子 10g　赤芍药 10g　牡丹皮 10g　旱莲草 30g　金银花 15g　白花蛇舌草 30g　连翘 15g

【用法】水煎，每天 2 次，每日 1 剂。

【功效】清热解毒，滋阴凉血。

【适应证】**急性白血病（肝热血瘀型）**。症见：高热汗出，气促心烦，鼻衄，牙龈黏膜及皮肤瘀点瘀斑，尿赤便秘，甚至神昏，舌红绛少津，苔黄燥，脉弦滑数。

【来源】陈锐深．现代中医肿瘤学．北京：人民卫生出版社，2003：787

## 柴芩陈苓汤

白花蛇舌草30g　茯苓30g　滑石30g　甘草30g　柴胡10g　黄芩10g　栀子10g　龙胆草15g　陈皮10g　法半夏10g　泽泻10g　猪苓10g　白术10g　青黛9g

【用法】药物通过水飞，装胶囊内吞服，每天2次。

【功效】清热利湿，化浊解毒。

【适应证】**急性白血病（湿热型）**。症见：发热有汗不解，头晕乏力，骨节酸痛，脘腹胀满，纳差便溏，舌红苔黄腻，脉滑数。

【来源】陈锐深．现代中医肿瘤学．北京：人民卫生出版社，2003：787

## 清肝化瘀汤

三棱10g　莪术10g　黄芩12g　栀子10g　龙胆草6g　赤芍药10g　牡丹皮12g　青蒿12g　地骨皮15g　白花蛇舌草30g　白英15g　狗舌草30g

【用法】水煎服，每天2次，每日1剂。

【功效】清肝化瘀。

【适应证】**慢性粒细胞性白血病（积聚肝热血瘀型）**。症见：低热，胸胁胀满，腹部积块渐大，按之较硬，固着不移，面黯消瘦，大便秘结，舌质红，苔腻，脉细数。

【临证加减】头晕乏力者，加太子参25g；食欲不振者，加木香6g、砂仁3g（后下）；口干欲饮者，加生地黄15g、麦门冬15g、炙龟板15g；盗汗者，加浮小麦30g、瘪桃干15g；失眠烦躁者，加酸枣仁10g、夜交藤30g、珍珠母30g（先煎）。

【疗效】治疗38例，痊愈16例，有效20例，无效2例，总有效率为94.7%。

【来源】应平平，邱仲川，陈佩，等．清肝化瘀汤治疗慢性粒细胞性白血病临床观察．上海中医药杂志，2004，（8）：16－17

## 地黄杜仲汤

生地黄 18g　熟地黄 18g　杜仲 20g　枸杞子 15g　五味子 8g　山药 25g　西洋参 15g　茯苓 15g　蒲公英 18g　紫花地丁 15g　半枝莲 15g　白花蛇舌草 30g　青黛 10g　当归 10g　女贞子 15g　甘草 6g

【用法】水煎服，每天 2 次，每日 1 剂。1 个月为 1 个疗程。

【功效】补肾生精生髓，解毒驱邪。

【适应证】**慢性粒细胞性白血病（肾亏瘀毒型）**。症见：积块坚硬，疼痛不移，神疲怠倦，面色萎黄或黧黑，自汗盗汗，肌肤甲错，舌质淡或紫暗，脉弦细或沉细。

【疗效】治疗 80 例，痊愈 40 例，有效 33 例，无效 7 例，总有效率为 91.25%。

【来源】史中州 . 地黄杜仲汤治疗慢性粒细胞性白血病 80 例 . 光明中医，2008，(6)：792 – 793

## 平补缓消方

白术 15g　人参 10g　茯苓 18g　甘草 3g　川芎 20g　当归尾 12g　熟地黄 15g　赤芍 12g　半枝莲 30g　白花蛇舌草 30g　麦门冬 15g　玄参 12g　五味子 9g　菟丝子 9g　山茱萸 9g

【用法】水煎服，每天 2 次，每日 1 剂。至临床症状好转后上方制成丸剂，每次 9g，每日 3 次，长久服用。

【功效】平补气阴，缓消痰核。

【适应证】**慢性淋巴细胞白血病（本虚标实型）**。症见：结节渐增，由软变硬，形瘦神疲，唇甲苍白，面色萎黄，肋下有块，固定不移，舌质淡脉沉细。

【临证加减】肺部感染者，加金银花 9g、鱼腥草 15g、川贝母 9g、黄芩 9g；脾肿大者，加鳖甲 12g、䗪虫 6g；扁桃体肿大者，加马勃 9g、射干 6g。

【疗效】治疗 6 例，显效 1 例，有效 5 例，无效 0 例，总有效率为 100%。

【来源】杜云波 . 平补缓消法治疗慢性淋巴细胞白血病 6 例 . 国医论坛，2003，(5)：25 – 26

## 健脾化痰方

　　焦白术9g　太子参20g　白茯苓12g　炙甘草3g　吴茱萸2g　当归9g　黄连3g　莪术9g　三棱15g　炙黄芪15g　山茱萸12g　柴胡9g　川芎9g　急性子15g　制半夏9g　苍术9g　厚朴9g　陈皮6g　制香附9g　山慈菇12g　白花蛇舌草15g

【用法】水煎服，每天2次，每日1剂。

【功效】健脾益气，温阳散结。

【适应证】**慢性淋巴细胞白血病（寒痰凝滞型）**。症见：结节渐增，由软变硬，肋下有块，固定不移，面色苍白，或见形寒肢冷，体倦乏力，小便清，大便或软或溏，舌质淡红，苔薄白或白腻，脉沉细。

【来源】夏乐敏，王运律．健脾化痰法治疗慢性淋巴细胞白血病20例．世界中医药，2010，（1）：41－42

# 第三节　多发性骨髓瘤

　　多发性骨髓瘤系由单克隆的浆细胞异常增生所致的恶性疾病，其病因迄今尚未完全明确，本病的发生可能与遗传、电离辐射、炎症及慢性抗原刺激等有关，我国多见于45~55岁中老年，男多于女。

　　本病的诊断要点是：①起病多徐缓及隐袭，早期患者可无特殊症状，仅表现为原因不明的血沉增快、不明原因的蛋白尿、血涂片中发现红细胞呈缗线状排列，也有以骨痛、贫血、发热、出血、消化道症状、浮肿与蛋白尿和神经系统等症状起病。②骨骼X线检查发现溶骨性损害或无任何其他原因的广泛性骨质疏松；软组织出现浆细胞瘤等。③血清中有大量M蛋白：IgG > 35g/L，IgA > 20g/L，IgD > 2.0g/L，IgE > 2.0g/L，IgM > 15g/L；尿中轻链蛋白 > 1.0g/24h；骨髓检查发现浆细胞 > 10%。

　　多发性骨髓瘤依据其主要证候表现，一般可归属于中医学"骨痹"、"肾痹"、"骨蚀"、"骨疽"等范畴，多与正气不足、外邪侵袭有关，病位在骨髓，与肝、脾、肾等脏关系密切。治疗上初期正盛邪实，应以攻为主，多以活血化瘀、祛痰通络为主治疗；疾病进展，正渐虚而邪仍实，应攻补兼施，给以补肾健脾、化瘀祛痰并施为主治疗；疾病终末期，邪实而正衰，应以补为主，多给以健脾补气、益肾生髓为主治疗。

## 🪷 肾气络毒汤

山茱萸 15～20g　续断 10～20g　女贞子 10～15g　牛膝 15g　补骨脂 15～20g　首乌 15～20g　黄芪 15～20g　白术 10～15g　丹参 15～20g　赤芍 10～12g　当归 12～15g　延胡索 10～15g　牡丹皮 15～20g　半枝莲 10～15g　甘草 6～10g　三七粉 3～5g（冲服）　干蟾 1 只

【用法】水煎服，每天 2 次，每日 1 剂。

【功效】补肾益气，通络解毒。

【适应证】**多发性骨髓瘤（肾虚瘀毒型）**。症见：骨骼疼痛，痛有定处，日久可扪及骨骼肿物，腰背酸软或麻木，口干咽燥，舌暗红或紫暗，或见瘀斑，苔薄白或薄黄，脉细涩或弦细。

【临证加减】纳差、乏力、气短甚者，加党参 20～30g、黄芪 20～30g、茯苓 15～30g；如胸胁、腰痛甚者，加乳香 10～15g、没药 10～15g、生胆南星 12g 或蟾胆 5 只冲服，每日 1 次；发热、瘀斑甚者，加北沙参 10～15g、金银花 15～20g、连翘 10～15g、水牛角 30～50g、仙鹤草 15～20g、生石膏 15～30g；肝脾、淋巴结大者，加鳖甲 15～20g、穿山甲 15～20g、白花蛇舌草 15～30g。

【疗效】治疗 20 例，临床痊愈 5 例，有效 14 例，无效 1 例，有效率为 95%。

【来源】刘瑜. 肾气络毒汤为主治疗多发性骨髓瘤 20 例. 光明中医，2008，（3）：351

## 🪷 扶正解毒活血方

黄芪 20g　当归 10g　生地黄 20g　女贞子 15g　黄精 10g　菟丝子 15g　鸡血藤 20g　白花蛇舌草 30g　半枝莲 15g　龙葵 10g　山慈菇 10g　蜀羊泉 15g　莪术 20g　丹参 20g　红花 10g　生甘草 6g

【用法】水煎服，每天 2 次，每日 1 剂。

【功效】扶正解毒活血。

【适应证】**多发性骨髓瘤（正虚瘀毒型）**。症见：神疲乏力，面色萎黄，纳呆食少，胸胁或腰背隐痛，或四肢麻木，大便艰涩难下或大便稀溏，舌质淡，苔薄白，脉细弱而涩。

【疗效】治疗 30 例，临床痊愈 0 例，有效 23 例，无效 7 例，有效率为 76.67%。

【来源】陈健一，李晓惠，孔祥图. 扶正解毒活血方合用亚砷酸注射液治疗难治性多发性骨髓瘤. 河北中医，2007，（11）：1009～1010

# 皮肤软组织及骨肿瘤

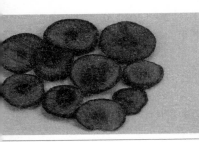
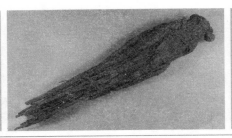
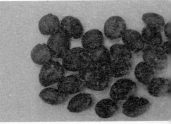

# 第一节　皮肤癌

皮肤癌是指皮肤表皮发生的恶性肿瘤，有基底细胞癌、鳞状细胞癌之分，多发生于身体暴露部位，如头、面、颈、手背等部位。皮肤癌的发生与长期日光暴晒，X射线及热辐射，经常接触石油、沥青、砷、焦油等化学物质，经久不愈的溃疡等因素有关。多见于51~60岁老年人，男多于女。

本病的诊断要点是：①对患有慢性皮肤疾患和某些职业以及接触放射性物质、煤焦油、沥青等的工作人员，如发生了皮肤丘疹或小结节，应警惕本病的发生。②皮肤异常要引起注意。如果体表皮肤上发生了较硬结节，边缘隆起，并有向四周发展之势的话，应警惕到皮肤癌的可能，尤其是40岁以上的患者，更应该提高警惕。③组织病理学检查对皮肤癌的诊断有确诊的价值。组织病理示表皮棘细胞瘤性增生；或见基底细胞组成，边缘部分瘤细胞排列成栅状，瘤实质与间质之间有对PAS染色呈阳性反应的基膜带；或见表皮失去正常形态而代之以异型上皮细胞增生。

皮肤癌属中医学"翻花疮"、"石疽"、"赘瘤"等范畴，多由外邪侵袭、脏腑功能失调所致，病位在肌肤，与肺、肝、脾、肾等脏关系密切。肺主气，外合皮毛，火毒外侵，闭阻皮肤经络，气血败坏，以致肺气失调，皮毛不润；肝藏血，调节血量，肝肾阴虚，肝火血燥，皮肤难荣；脾为后天之本，气血生化之源，脾胃虚弱，肌肤失养，进而痰凝血结，形成皮肤癌。外因多责风湿热邪侵袭皮腠，内因多由恚怒忧思，肝脾两伤，导致有形之痰浊与无形之气郁相互凝聚，阻滞结块，进而腐蚀肌肤而侵淫不休。初期以标实为主，久病本虚标实。中医辨证尤其要注意肝脾两脏，与血瘀、血燥、血虚及湿毒痰浊等有关。治疗上多采用内外合治，以攻毒祛腐、清热解毒、利湿化痰、祛瘀散结为基本治疗，后期宜兼顾益气养血、温中健脾之法。

## ❀ 丹栀逍遥散加减

白花蛇舌草30g　草河车30g　白芍12g　茯苓12g　牡丹皮10g

柴胡10g　当归10g　香附10g　三棱10g　莪术10g　桃仁10g　白

术 10g

【用法】水煎服，每天 2 次，每日 1 剂。

【功效】疏肝理气，养血活血。

【适应证】**皮肤癌（肝郁血燥型）**。症见：皮肤起小结节，皮硬，溃后不收口，边缘高起，暗红色，如翻花状或菜花状，稍触之则渗血不止。性情急躁，心烦易怒，胸胁苦满，舌尖红，苔薄黄或薄白，脉弦细。

【临证加减】若胸闷者，加厚朴 10g、郁金 10g；出血不止者，加生地黄 10g、生蒲黄 10g、仙鹤草 30g。

【来源】陈锐深．现代中医肿瘤学．北京：人民卫生出版社，2003：687

### 🪷 除湿解毒汤

　　　　白花蛇舌草 30g　薏苡仁 30g　土茯苓 30g　仙鹤草 30g　半枝莲 30g　白鲜皮 20g　山栀 15g　紫花地丁 15g　牡丹皮 15g　连翘 15g　金银花 15g　生甘草 10g

【用法】水煎服，每天 2 次，每日 1 剂。

【功效】疏肝理气，养血活血。

【适应证】**皮肤癌（肝郁血燥型）**。症见：皮肤起小结节，皮硬，溃后不收口，边缘高起，暗红色，如翻花状或菜花状，稍触之则渗血不止。性情急躁，心烦易怒，胸胁苦满，舌尖红，苔薄黄或薄白，脉弦细。

【临证加减】若发热者，加地骨皮 15g、青蒿 10g、柴胡 10g；肿块坚硬者，加牡蛎 30g、丹参 30g、夏枯草 15g、海藻 12g；疼痛较重者，加延胡索 15g、没药 10g；口干口苦者，加黄芩 10g、竹沥 15g。

【来源】陈锐深．现代中医肿瘤学．北京：人民卫生出版社，2003：687

# 第二节　黑色素瘤

　　黑色素瘤是一种能产生黑色素的高度恶性肿瘤，多与紫外线照射、先前存在的黑素病变、遗传因素、外伤、内分泌、化学致癌物质及免疫缺陷等多种因素所致有关，多见于 30～60 岁中老年人，发病率男女之间无明显差异。

本病的诊断要点是：①多见于 30～60 岁中老年人，青春发育期少见。凡有色素的结节，或色素结节呈溃疡表现者，应高度怀疑本病的可能。②对交界痣应进行密切观察，若黑痣在短期内很快长大，色素明显加深，并向四周扩散，或黑痣毛突然自行脱落，或黑痣有瘙痒感，或黑痣周围出现颗粒性卫星结节，所属区域淋巴结肿大等，均是诊断本病的重要表现。③活检作病理检查，镜下则见上皮样瘤细胞、梭形瘤细胞、黑色素成分混合构成，结构复杂、形态多样。④Fontana 银染色可显示出黑色素；电镜下观察可见黑色素小体；免疫酶标（S-100）观察阳性。这些均可确诊本病。

黑色素瘤一般属于中医学"脱疽"等范畴，多因外感邪毒、饮食失调、内伤七情所致，病位在肺、脾、肝、肾。因先天禀赋不足，脏腑功能失调，气血运行不畅，瘀积于肌肤而形成"黑痣"、"黑疔"；复因饮食不节，损伤脾胃，痰湿内生，凝结积聚，流窜肌肤则形成肿块，水湿内聚，泛滥浸淫则生疮；或因过食辛辣油腻、膏粱厚味、醇酒炙烤，以致脏腑蕴热，火毒结聚于肌肤而发为本病；或因忧思发怒，五志过极，情志所伤，气机不畅，脉络受阻，气滞血瘀发为本病；或因外感邪毒，摩擦挤压，点刺烧伤，昆虫咬伤等致皮肉损伤，毒邪瘀积而生恶疮溃烂。由于本病的发生主要是在正虚的基础上出现痰、湿、气、瘀、热等积结而成，因此临床治疗常采用扶正祛邪、内服外治相结合。早期邪毒与正气相搏，故以清热解毒、化瘀散结、活血祛瘀为主；久病之后，耗气伤血加之手术、化疗、放疗的损伤，都可增加阴阳失调、正气亏虚，所以病情晚期治疗以扶正固本为主要治则，临床常用益气养血、滋补肝肾等法则，外治以散结软坚、祛腐拔毒、消肿止痛、活血化瘀之法。

### 🪷 菊藻加味丸

　　菊花 100g　海藻 100g　三棱 100g　莪术 100g　党参 100g　黄花 100g　金银花 100g　山豆根 100g　山慈菇 100g　漏芦 100g　黄连 100g　马蔺子 75g　制马钱子 50g　制蜈蚣 50g　紫草 25g　熟大黄 15g　重楼 15g

【用法】制成丸剂如梧桐子大。每日 2～3 次，每次 25～30 粒，饭后 1 小时温水吞服。

【功效】清热解毒，软坚散结，祛风止痛。

【适应证】**黑色素瘤（热毒炽盛）**。症见：病灶周围瘙痒红肿，灼热疼痛，糜烂渗液，甚或内腐溢脓，可伴身热口渴，便秘溲黄。舌质红，苔黄，脉数。

【来源】陈锐深. 现代中医肿瘤学. 北京：人民卫生出版社，2003：704

## 消核浸膏片

夏枯草50g　白花蛇舌草25g　玄参15g　浙贝母12.5g　丹参12.5g　海藻12.5g　昆布12.5g　甘草3g

【用法】浓煎，浸膏制片。每服4~6片，每日3次，可长期服用。

【功效】清热解毒，软坚散结。

【适应证】**黑色素瘤（热毒炽盛）**。症见：病灶周围瘙痒红肿，灼热疼痛，糜烂渗液，甚或内腐溢脓，可伴身热口渴，便秘溲黄。舌质红，苔黄，脉数。

【来源】陈锐深. 现代中医肿瘤学. 北京：人民卫生出版社，2003：704

# 第三节　软组织肉瘤

软组织肉瘤是指起源于黏膜、纤维组织、脂肪、滑膜、横纹肌、平滑肌、间皮、血管、淋巴管等间叶组织且位于软组织（除外内脏器官）内的肿瘤，其发生与电离辐射、先天性畸形、家族性遗传、异物刺激、化学物质刺激、病毒因素、内分泌因素等有关，多见于中、老年人，无性别倾向。

本病的诊断要点是：①无痛性肿块在短期内进行性增大，肿瘤侵犯周围神经组织、骨骼时产生疼痛，可伴有发热、体重下降及一般的不适等全身性症状，晚期肉瘤溃破，可继发感染、出血，病久出现贫血消瘦等恶病质。②X线摄片检查有助于进一步了解软组织肿瘤的范围，透明度以及其与邻近骨质的关系。超声显像检查可检查肿瘤的体积范围、包膜边界和瘤体内部肿瘤组织的回声，CT、MRI等检查从纵切面把各种组织的层次同肿瘤的全部范围显示出来。③病理学检查包括细胞学检查、钳取活检、切取活检、切除活检，以明确诊断。

软组织肉瘤属于中医学"肉瘤"、"血瘤"、"气瘤"、"脂瘤"范畴，多由人体七情内伤、饮食不洁、外感湿热之邪及疫毒疠气所致，病位主要在肺、肝、脾。常因七情内伤、优患怒气，或跌仆外伤，致机体出现气机不利或气血逆乱，进而导致气滞血瘀，蕴结日久，凝结成块，凝聚于筋、肉等处，或与外邪搏结而形成软组织肿瘤；或因肺脾功能失调，水湿不化，津液不布，邪热熬灼；或七情郁结，气机阻滞，均可致痰浊凝结，痰随气行，无处不到，阻于经络筋肉，形成瘤病；或因气血虚弱，外感湿热合并疫毒疠气乘虚而入，使气、血、痰、瘀、水湿及毒邪交阻于肌腠，形成瘤块。故正气亏虚是其本，气滞血瘀，痰湿凝滞，热毒蕴结为其标，治宜标本兼治。辨证按初期和晚期论治，早期多邪实正盛，常见证型有痰湿凝聚、热毒蕴结、气滞血瘀，治疗上，以痰湿凝聚为主者，给以健脾化痰、软坚散结治疗；若以热毒蕴结为主者，则给以清热解毒、散结消肿治疗；若以气滞血瘀为主者，则给以化瘀消肿、行气散结治疗；晚期多气血两亏，则以益气养血、解毒散结为主治疗。

## 🪷 海藻玉壶汤

生牡蛎30g 土茯苓30g 薏苡仁20g 海藻15g 昆布15g 海带15g 白术15g 半夏10g 陈皮10g 土贝母10g 白芥子10g 瓜蒌10g 胆南星9g

【用法】水煎服，每天2次，每日1剂。

【功效】消痰散结，健脾化湿。

【适应证】**软组织肉瘤（痰阻湿聚型）**。症见：肢体各处可见单发或多发性软组织包块，面足虚浮，倦怠动，胸肋满闷，恶心呕吐，舌淡红苔白腻，脉滑或濡。

【临证加减】若肢体包块痛甚者，加延胡索12g、川芎10g；头身困重者，加白芷10g、羌活10g。

【来源】陈锐深.现代中医肿瘤学.北京：人民卫生出版社，2003：870 - 871

## 🪷 散结方

三棱9g 莪术9g 浙贝母30g 生牡蛎30g 夏枯草30g

【用法】水煎服，每天2次，每日1剂。

【功效】活血化瘀散结。

【适应证】**软组织肉瘤（血瘀型）**。症见：四肢、胸腹或腰背有固定性包块，刺痛拒按，皮色青紫或不变，夜痛加剧，面色晦暗，口干不欲饮，舌质暗红有瘀点瘀斑，苔薄白，脉涩或细数。

【来源】李家庚，屈松柏. 中医肿瘤防治大全. 北京：科学技术文献出版社，1994：473

# 第四节　骨肉瘤

骨肉瘤是指成骨间叶细胞产生的原发恶性骨或软组织肿瘤，是一种最常见的骨的恶性肿瘤，多好发于四肢长骨干骺端，多见于 15～25 岁青少年，男多于女。

本病的诊断要点是：①多发于 15～25 岁青少年。②好发于四肢长管骨干骺端，局部疼痛，初为间歇性隐痛，迅速转为持续性剧痛，夜间尤甚，可伴有局部皮温高，静脉怒张，肿块生长迅速，压痛，可出现震颤和血管杂音，可有病理性骨折，关节功能障碍等，病情发展到后期可见全身毒性反应，食欲不振、体重减轻，最后衰竭，出现恶液质等症状。③血象检查表现为贫血，血沉加快等异常，可有高钙血症，血清碱性磷酸酶升高，及肾功能不全导致代谢产物蓄积；在 X 线片上典型骨肉瘤为破坏性病灶，内有不规则的成骨，常可突破皮质，形成软组织肿块，常见放射状骨化（"日光线"征）和 Codman 三角，有时病灶骨化严重（成骨），有时则完全为 X 线透亮区（溶骨）；骨组织病理学证实为骨肉瘤者即可确立诊断。

骨肉瘤一般属于中医学"骨疽"、"骨瘤"、"骨痨"等范畴，多由禀赋不足、脾肾虚衰、外邪侵袭所致，病位在骨，与脾、肾等脏关系密切。因肾主骨，生髓，若肾精亏损，骨髓空虚，复感邪毒，毒邪乘虚侵入，毒邪攻于内，伏骨而生，腐骨蚀络，日久聚结成瘤，或隐隐作痛，或剧烈疼痛。本病还与脾肾虚弱有关，脾主四肢，主运化，为气血生化之源，气血充足，则四肢经络得以充养，若脾虚不健运，气血生化无源，则无从生精化髓，骨弱易断、乏力、纳呆等，并易产生痰湿浊毒，若痰湿浊毒伏骨而生，侵筋蚀骨，致气血凝滞，经脉受阻，日久结毒成瘤。根据临床证候特点的不同，分为阴寒凝滞、热瘀蕴结、瘀毒内结和脾肾两虚四个证型；其治疗则依据证型的不同，分别采用不同治法，以阴寒凝滞为主者，则给以温经散寒，通络止痛；以热瘀蕴结为主者，则以清热解毒，凉血止痛；以瘀毒内结为主者，以活血祛瘀、通络止痛治疗为主；若以脾肾两虚为主者，宜以补气健脾、养血通络为主治疗。

## ❀ 益肾解毒汤

　　山药 30g　黄芪 30g　半枝莲 3g　白花蛇舌草 30g　石见穿 30g　焦山楂 30g　焦神曲 30g　焦麦芽 30g　女贞子 12g　旱莲草 12g　蟅虫 12g　鸡内金 12g　全蝎 9g

【用法】水煎服，每天 2 次，每日 1 剂。

【功效】养阴益肾，解毒散结。

【适应证】**骨肉瘤（肾虚瘀毒型）**。症见：患肢包块，隐痛不适，肿胀不甚，眩晕耳鸣，少寐梦多，腰膝酸软，舌质红少津或有瘀斑，苔少，脉细数或涩。

【来源】崔桂敏，马少忠，杨华，等．肿瘤学．北京：中医古籍出版社，2009：362

## ❀ 活血方

　　当归 15g　骨碎补 15g　刘寄奴 15g　丹参 12g　何首乌 12g　赤芍 10g　红花 10g　怀牛膝 10g　重楼 10g　苏木 10g　制乳香 5g　制没药 5g　青皮 5g

【用法】水煎服，每天 2 次，每日 1 剂。

【功效】活血化瘀。

【适应证】**骨肉瘤（瘀血型）**。症见：肢体包块，质硬如石，轻刺痛或不痛，入夜尤甚，痛有定处，痛处拒按，皮色紫暗，面色涩滞，舌质淡红，苔薄白或薄白，脉细涩或脉弦。

【来源】崔桂敏，马少忠，杨华，等．肿瘤学．北京：中医古籍出版社，2009：363

# 第五节 软骨肉瘤

软骨肉瘤是发生于软骨细胞或间叶组织的恶性肿瘤，凡由软骨内化骨的骨骼均可发生，多见于髂骨及躯干之长骨发病，多见于 30～50 岁中年人，男多于女。

本病的诊断要点是：①多发于 30～50 岁中年人。②好发于四肢长管骨的近端及髂骨。③最常见的症状是疼痛，其次为慢性增长的包块。中央型以痛开始，逐渐加剧；周缘型以肿块开始，疼痛较轻。④借助 X 线检查、放射性同位素扫描检查、CT 检查、核磁共振及病理学检查等可以明确诊断。

软骨肉瘤属于中医学"骨瘤"、"石痈"等范畴，多由正气虚弱、外感湿热之邪、饮食不节、七情内伤所致，病位在肺、脾、肝、肾。正常情况下气血运行流畅，循行全身各部，若素体虚弱，外感湿热，内伤七情，则气血运行受阻，致气滞不畅，血瘀不行，凝滞不散，瘀结日久，而成积成瘤；或饮食不节，外感六淫、内伤七情致脏腑功能失调，体内津液敷布运行受阻，致水湿积聚，进而生痰，湿聚痰凝，日久成块。病邪日久，耗精伤血，损及元气，面削形瘦，形成气血双亏的恶病质体征。按证候的不同分别采用不同的治疗方法，以气滞血瘀、脉络阻滞为主者，给以行气散结、活血通络治疗为主；以湿聚痰凝、积而成块为主者，则治疗以化瘀软坚、兼调脾胃为主；以正虚瘀结为主者，治疗上以补益气血、化瘀软坚为主。

## ❀ 三棱丸

三棱 9g　莪术 9g　青皮 9g　半夏 9g　麦芽 20g

【用法】醋为丸，姜汤送服。

【功效】行气活血，化瘀散结。

【适应证】**软骨肉瘤（气滞血瘀型）**。症见：局部肿块，按之较硬，疼痛，皮色青紫，胸闷，腹胀，舌质淡红或有瘀斑，苔薄白或薄白腻，脉弦或涩。

【来源】李家庚，屈松柏．中医肿瘤防治大全．北京：科学技术文献出版社，1994：466

# 第六节 尤文肉瘤

尤文肉瘤是起源于骨髓的间充质细胞、以小圆细胞含糖原为特征的恶性骨肿瘤，病因不清楚，多好发于股骨、胫骨、腓骨、髂骨和肩胛骨等部位，好发于 10～25 岁青少年，男多于女。

本病的诊断要点是：①发病年龄高峰在 5～20 岁，长骨的好发部位为股骨、肱骨及胫骨，病变发生于干骺及骨干部，扁骨好发部位为骨盆、肩胛骨、颌骨及骶骨。②局部疼痛、肿胀，肿胀多较明显，有时可摸到包块。③典型 X 线表现可见两个特征：一是病变早期见肿瘤在骨内的发展蔓延，是沿髓腔及骨皮质的哈佛管和伏克曼管浸润蔓延，因而形成多数筛孔或虫蚀状的骨质破坏；二是病变进展期瘤区可出现各种类型的反应性新生骨，特别是针状新生骨。实验室检查可见血沉增高，碱性磷酸酶正常或微高。病理检查可明确诊断。

尤文肉瘤属于中医学"石疽"、"石瘤"等范畴，多由肾气不足，机体卫外不固，易为邪气侵犯所致，病位在骨，与肺、脾、肾等脏关系密切。寒湿及湿热毒邪侵袭人体，阻滞筋骨肌肉气血运行，瘀血内阻，日久形成肿块；或外感六淫，脾失健运，致痰浊内生，蕴阻骨骼，并腐蚀筋骨，败坏气血，血脉瘀阻，日久成肿成块；或邪毒外侵，阻于骨内，日久化热，热毒交错内结，气血运行不畅，邪客益深，顽固不化，积聚日久，以致瘀血阻滞，络道阻塞，聚而成形，形成肿瘤。根据临床证候特点不同，尤文肉瘤在临床上大致可分为瘀血内阻、痰湿内凝、热毒内聚和气血两亏四个证型，以瘀血内阻为主者，治疗以活血化瘀、消肿散结为主；以痰湿内凝为主者，给以健脾利湿、化痰散结治疗为主；以热毒内聚为主者，治疗时以清热凉血、解毒散结为主；以气血两亏为主者，治疗时以益气养血、调补阴阳为主。

## 🪷 益气养血汤

黄芪 30g　当归 15g　龙眼肉 15g　生地黄 15g　杜仲 15g　人参 9g
金银花 9g　陈皮 9g　地榆 9g　贯众 9g　蒲公英 9g　三七粉 3g

【用法】水煎服，每天 2 次，每日 1 剂。

【功效】益气养血，调补阴阳。

【适应证】**尤文肉瘤（气血两亏型）**。症见：久病体差，肢体包块痛疼，面色苍白，神疲乏力，纳呆倰和，头晕目眩，心慌气短，舌淡苔薄白，脉细弱无力。

【来源】李家庚，屈松柏．中医肿瘤防治大全．北京：科学技术文献出版社，1994：462

## ❀ 消瘤片

三七 600g　红升丹 300g　琥珀 300g　山慈菇 300g　山药 300g　白及 300g　牛黄 180g　黄芩 150g　黄柏 150g　桑椹 90g　金银花 90g　黄芪 90g　陈皮 60g　浙贝母 60g　郁金 60g　蕲蛇 60g　甘草 60g　犀牛角 9g

【用法】研末压片，每片 0.5g，每次 1 片，每日 2～3，饭后半小时服，1 个月为一疗程。

【功效】清热凉血，解毒散结。

【适应证】**尤文肉瘤（热毒内盛型）**。症见：肢体包块，局部肿胀，跳痛或灼痛，皮色发红，扪之热，发热心烦，口渴欲饮，便干尿黄，舌红，苔黄或腻，脉弦涩或滑数。

【来源】李家庚，屈松柏．中医肿瘤防治大全．北京：科学技术文献出版社，1994：462

第八章

# 肿瘤放、化疗不良反应

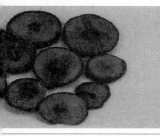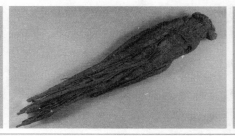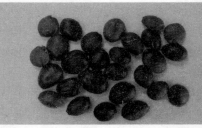

# 第一节　放疗的不良反应

放射治疗是治疗恶性肿瘤的主要疗法之一，能引起一系列的不良反应和后遗症，在放疗同时或放疗后应用中医药可以从全身和局部进行治疗，能取得更好的疗效。

## 滋阴降火汤

芦根 30g　天花粉 15g　玄参 15g　麦门冬 10g　生地黄 20g　桔梗10g　佩兰 6g　板蓝根 15g

【用法】水煎服，每天 2 次，每日 1 剂。

【功效】滋阴降火。

【适应证】**鼻咽癌放疗患者（火热灼津，阴虚火旺）。**

【来源】孙培敏，刘淑峨，马俊凤，等．鼻咽癌放疗毒副反应的中医治疗．江苏中医，1966，17（4）：21

## 解毒养阴汤

金银花 15g　野菊花 15g　连翘 15g　白花蛇舌草 15g　玄参 15g天花粉 15g　生地黄 15g　麦门冬 15g　黄芩 12g　葛根 15g　白茅根15g　桔梗 10g　甘草 6g

【用法】每日 1 剂，水煎服，分 2 次服。于放疗开始时服。放疗结束后酌情间断服用。服药期间忌食辛辣燥热之品。

【功效】清热解毒，养阴生津。

【适应证】**鼻咽癌行放疗患者（热毒伤阴型）。**症见：口干咽痛、口腔溃疡、声音嘶哑、痰涕黄稠或带血，尿黄便结，舌红苔黄，脉数。

【来源】许智巫，云立．鼻咽癌放疗反应的中医辨证治疗体会．现代中医药，2012，32（1）：41－46

## 益气养阴生津汤

太子参20g　黄芪20g　女贞子12g　枸杞15g　麦门冬15g　五味子10g　茯苓15g　白术15g　山楂15g　神曲10g　另给西洋参5g（切片泡水代茶饮）

【用法】水煎服，每天2次，每日1剂。于放疗开始时服，放疗结束后酌情间断服用；服药期间忌食辛辣燥热之品。

【功效】益气健脾，养阴生津。

【适应证】**鼻咽癌行放射治疗者（气阴两虚型）**。症见：口干欲饮、气短乏力、纳差、自汗、面色无华或伴白细胞下降、舌质淡红少苔、脉细或细数。

【来源】许智巫，云立．鼻咽癌放疗反应的中医辨证治疗体会．现代中医药，2012，32（1）：41－46

## 补气升阳汤

黄芪30g　太子参30g　当归10g　陈皮10g　白术20g　山药30g　柴胡10g　升麻10g

【用法】头煎加水约500ml，先泡20分钟，武火煮沸后，改小火再煮沸30分钟，取液约200ml；二煎，加水约400ml，武火煮沸后，改小火再煮沸30分钟，取液约200ml；两煎药汁混合后，分成3份，口服（温服）。

【功效】补气升阳。

【适应证】**肿瘤放疗患者（气阳两虚，毒邪蕴结脏腑）**。

【临证加减】肠道湿热者，加仙鹤草30g、苍术10g、马齿苋30g、石榴皮10g、败酱草30g、红藤30g；上焦湿热蕴结者，加鱼腥草30g、金荞麦30g、半夏10g、黄芩10g、金银花20g；皮肤湿热蕴结者，加金银花10g、薏苡仁30g、白花蛇舌草30g、蒲公英30g；阴虚者，加用枸杞子10g、山茱萸10g。

【疗效】治疗86例，治愈（治疗后临床症状全部消失，理化检查正常）71例，有效（治疗后临床症状大部分消失，理化检查基本正常）11例，无效4例。总有效率95.3%。

【来源】杨文娟，王瑞平．补中益气辅以清热化湿治疗肿瘤放疗副反应86例．吉林中医药，1999，19（4）：22

## 加减八珍汤

生地黄 12g　川芎 10g　赤芍 10g　当归 10g　党参 10g　白术 10g　茯苓 12g　甘草 6g　阿胶 10g（烊化）　女贞子 15g　枸杞子 15g　黄芪 30g　丹参 30g　地龙 6g　木瓜 15g

【用法】水煎服，每天 2 次，每日 1 剂。放疗开始起服用，服药期间禁酒，避免辛辣刺激食物。

【功效】补气滋阴养血。

【适应证】宫颈癌放疗患者。

【来源】刘爱荣，司晓枫，高力英. 加减八珍汤配合放疗治疗宫颈癌患者 75 例. 中医杂志，2012，53（11）：962 – 963

## 八珍二至汤

太子参 9g　生黄芪 15g　生白术 15g　茯苓 12g　白芍 12g　当归 10g　川芎 9g　女贞子 15g　旱莲草 15g　骨碎补 12g　大枣 3 枚　生姜 3g　炙甘草 4.5g　白花蛇舌草 15g　半枝莲 15g　半边莲 15g

【用法】水煎服，每天 2 次，每日 1 剂。恶心呕吐者则浓煎 1 剂，少量多次分服。

【功效】健脾益肾。

【适应证】乳腺癌根治术后行放疗患者。

【临证加减】恶心呕吐频繁者，加用清竹茹 9g、制半夏 9g、陈皮 4.5g；多思多虑，情绪低落者，加用八月札 9g、郁金 9g、柴胡 6g。

【来源】韩娅. 健脾益肾中药防治乳腺癌放疗血液毒性作用的观察. 中医药临床杂志，2005，17（1）：15 – 16

## 解毒疏络汤

连翘 12g　葛根 15g　柴胡 9g　当归 12g　生地黄 21g　赤芍 9g　桃仁 12g　红花 12g　枳壳 9g　延胡索 12g　香附各 12g　白芍 15g　三七 15g　青皮 6g　甘草 6g

【用法】每剂中药用冷水 300ml，浸泡 30 分钟，煎 25 分钟，取汁 100ml。

再加水 200ml，煎 20 分钟，取汁 100ml，混合后口服，每次 100ml。每日 2 次，于两餐之间温服，连续治疗 28 天为一疗程。

【功效】解毒疏络。

【适应证】**肺癌放疗患者。**

【来源】张霆．解毒疏络法对肺癌放疗减毒作用的临床研究．武警医学，2008，17（1）：53－54

## 防溃汤

　　太子参 20g　北沙参 15g　玄参 15g　天花粉 15g　生地黄 15g　百合 12g　金银花 15g　山豆根 9g　麦门冬 10g　陈皮 8g　鸡内金 12g　生黄芪 20g　女贞子 15g　丹参 15g　川芎 9g　红花 9g　生甘草 5g

【用法】治疗组于放疗前 1 周开始服用，直到放疗全程结束后 1 周。水煎服，每天 2 次，每日 1 剂。

【功效】养阴生津。

【适应证】**鼻咽癌放疗所致口腔黏膜反应。**

【来源】赵韬，魏斌宏，李学．养阴生津法防治鼻咽癌放疗所致口腔黏膜反应 41 例临床观察．北京中医药大学学报，2003，10（3）：16－17

## 凉血解毒汤

　　内服方：水牛角 30g　生地黄　金银花　丹参各 20g　连翘　苦参　玉竹各 15g　知母　射干各 12g　生甘草 6g

　　含漱方：金银花　黄芩各 30g　生甘草　薄荷叶各 15g　三七　五味子各 10g

【用法】水煎服，每天 2 次，每日 1 剂。含漱方水煎至 1000ml，适量含漱 1～2 分钟更换 1 次药液，10～15 分钟每次，3～6 次/每天。

【功效】凉血养阴，清热解毒。

【适应证】**放射性口腔黏膜炎。**

【来源】王明贤，秦佰焰．中药内服和含漱防治放射性口腔黏膜炎．中国实验方剂学杂志，2012，18（21）：291－293

## 🪷 生津汤

生地黄30g　知母10g　石斛15g　墨旱莲30g　女贞子30g　玉竹参20g　黄精10g　黄连10g　桂枝6g　白术10g

【用法】水煎服，每天2次，每日1剂。服用1个月。

【功效】清热降火，养阴生津。

【适应证】**头颈部肿瘤放疗后口干患者（热毒蕴结、阴虚火旺）。**

【疗效】治疗56例，显效26例，好转25例，无效5例，总有效率91.0%。

【来源】肖敏伟，王雨，王晓东. 中药治疗头颈部肿瘤放疗后口干症的疗效观察. 中华中医药杂志，2010，25（2）：301

## 🪷 十全大补汤合麦门冬汤

黄芪40g　党参20g　白术15g　茯苓15g　熟地黄20g　当归15g　白芍20g　川芎15g　麦门冬20g　大枣20g　甘草5g　肉桂2g（研末冲服）

【用法】内服方头煎加水约500ml，先泡20分钟，武火煮沸后，改小火再煮沸30分钟，取液约200ml；二煎，加水约400ml，武火煮沸后，改小火再煮沸30分钟，取液约200ml；两煎药汁混合后，分成3份；口服，每日1剂，分3次服。连续服药1~3个月。服药期间嘱患者进食高蛋白、高维生素、少油脂饮食。同时配合生理盐水冲洗鼻咽腔，每日冲洗1~2次。

【功效】益气养血，滋阴润燥。

【适应证】**鼻咽癌放疗后咽黏膜损伤患者。**

【临证加减】牙龈渗血者，加阿胶15g；吞咽疼痛显著者，加郁金15g，僵蚕10g。

【疗效】23例经治疗后随访观察，最长4个月，最短1个月，显效6例，好转17例，未发现无效病例。

【来源】苏尊波，尹英学. 中医治疗鼻咽癌放疗后咽黏膜放射损伤的临床观察. 四川中医，2006，24（11）：97

## 🪷 开胃解渴汤

　　黄芪35g　党参15g　当归25g　白术20g　山药20g　熟地黄20g

山楂20g　麦芽30g　薏苡仁20g　黄芩18g

【用法】将以上中药以3倍饮用份量煎熬，在患者进行化疗前1周开始服

用，并于化疗结束后持续服用1周。

【功效】健脾开胃，养气补血，活血化瘀，清热解毒。

【适应证】**肿瘤放疗患者。**

【临证加减】口腔溃疡、牙龈肿痛者，加连翘20g、菊花20g、板蓝根

10g；干咳少痰、口干舌燥者，加枇杷叶20g、北沙参20g。

【疗效】治疗15例，治愈3例，良好7例，好转3例，无效2例。显效

率86.67%。

【来源】史玉树. 肿瘤放疗反应的中医中药治疗. 中国卫生产业，2012，10

（27）：175

## 🪷 加味养阴清肺汤

　　黄芩、金银花、麦门冬、生地黄、玄参、贝母、牡丹皮、白芍各

15g　黄芪30g　薄荷、甘草各6g

【用法】水煎成500ml，药液过滤后装容器内冷藏备用，从放疗开始每天

1剂，每天6次含服，每次含漱10～15分钟后将药液慢慢咽下。

【功效】清热解毒，益气养阴。

【适应证】**鼻咽癌放疗患者。**

【来源】周映伽，沈红梅，黄杰. 中药加味养阴清肺汤改善鼻咽癌放疗患者生活质

量的观察. 肿瘤基础与临床，2012，25（4）：320－321

## 🪷 玄麦增液化毒汤

　　黄芪30g　西洋参5g　玄参15g　麦门冬15g　枸杞15g　玉竹10g

山茱萸10g　石斛15g　鱼腥草30g　白花蛇舌草20g　全蝎5g　三七

5g　甘草10g

【用法】内服方头煎加水约500ml，先泡20分钟，武火煮沸后，改小火再

煮沸 30 分钟，取液约 120ml；二煎，加水约 300ml，武火煮沸后，改小火再煮沸 30 分钟，取液约 120ml；两煎药汁混合后，每日口服 3~4 次，每次饮 60ml。与放疗同步进行。

【功效】益气养阴，生津止渴，清热解毒，活血化瘀。

【适应证】**头颈肿瘤放疗口干患者。**

【疗效】共 20 例，有效 4 例，显效 12 例，缓解 4 例，无效 2 例，总有效率 95%。

【来源】李华，成惠贞，胡艳文，等. 中医治疗头颈肿瘤放疗中口干症的疗效观察. 辽宁中医杂志，2009，36（8）：1355-1357

## 口炎汤

丹参　赤芍　生地黄　玄参　麦门冬　黄芩　金银花　菊花各 15g　白花蛇舌草　北沙参　太子参　夏枯草各 30g　甘草 6g

【用法】内服方头煎加水约 400ml，先泡 20 分钟，武火煮沸后，改小火再煮沸 30 分钟，取液约 1500ml；二煎，加水约 300ml，武火煮沸后，改小火再煮沸 30 分钟，取液约 150ml；两煎药汁混合后，分 6~10 次含服。

【功效】活血化瘀，益气养阴生津，清热解毒。

【适应证】**鼻咽癌放疗后急性口腔炎患者。**

【临证加减】恶心、呕吐者，加竹茹、法半夏各 30g、生姜 2 片；口腔、咽痛者，加射干 15g、川贝母 9g；头痛者，加川芎 10g、石斛 10g。

【来源】赵平宗. 中药防治鼻咽癌放疗后急性口腔炎 80 例. 中国中医急症，2011，20（2）：320-321

## 滋阴解毒汤

北沙参 15g　麦门冬 15g　黄芪 15g　生地黄 10g　夏枯草 10g　金银花 10g　桔梗 10g　射干 10g　苍耳子 10g　鲜白茅根 15g　芦根 10g　肉桂 10g　陈皮 8g　甘草 8g

【用法】每天 1 剂，水煎分次服用。

【功效】滋阴生津，清热解毒。

【适应证】**鼻咽癌放疗后有口鼻咽喉不良反应患者。**

【临证加减】肺胃阴虚者，加天花粉 10g、桑叶 10g、茯苓 10g；兼气血两虚者，加熟地黄 15g、当归 10g、何首乌 10g、党参 10g；兼脾胃失调者，加神曲 10g、麦芽 10g、白术 10g；兼肾精亏损者，加补骨脂 10g、淫羊藿 10g。

【疗效】治疗 30 例，显效 22 例，有效 7 例，无效 1 例，总有效率 96.7%。

【来源】蒋宏. 自拟方治疗鼻咽癌放疗后口鼻咽喉反应症 30 例疗效观察. 中医药导报，2010，16（1）：28 – 29

## ❁ 清胃黄连汤

黄连 6g　连翘 9g　生地黄 10g　玄参 20g　天花粉 15g　金银花 15g　麦门冬 12g　板蓝根 15g　北沙参 15g　西洋参 3g　甘草 6g　生石膏 30g　知母 15g

【用法】水煎服，每天 2 次，每日 1 剂。连续服用至放疗结束。

【功效】养阴，清热，生津。

【适应证】**鼻咽癌放疗患者口腔黏膜反应。**

【来源】彭明尧，陈建新，何兴平，等. 中药清胃黄连汤防治鼻咽癌放疗中口腔黏膜反应的临床观察. 四川肿瘤防治，2007，20（1）：43 – 44

## ❁ 三黄二豆粥

黄精 15g　黄芪 10g　鸡血藤 6g　熟地黄 6g　黑大豆 15g　白扁豆 6g

【用法】6 种药分别制成粉末状保存。患者每日 1 剂，加水约 400ml 煮成粥样食用，每剂煮好后约为 250～300ml。早、晚饭时服用。

【功效】补脾壮肾，益气养血，填精补髓。

【适应证】**放疗、化疗后白细胞减少患者。**

【疗效】治疗 41 例，显效 32 例，有效 7 例，无效 2 例，总有效率 95.1%。

【来源】宋星宏. 三黄二豆粥治疗放疗、化疗致白细胞减少症 41 例. 中医杂志，2005，46（4）：285 – 286

## 益元调理汤

人参 10g　黄芪 30g　女贞子　制首乌　墨旱莲各 15g　紫河车
阿胶各 10g

【用法】水煎服，每天 2 次，每日 1 剂，早晚分服。28 剂为 1 个疗程。一般服 2 周，停 1~2 周后再服 2 周。

【功效】益气健脾。

【适应证】**恶性肿瘤化、放疗后免疫功能低下患者。**

【临证加减】骨髓抑制者，加当归 10g、鸡血藤 15g、仙鹤草 15g；食欲不振者，加白术 10g、茯苓 15g、陈皮 10g

【疗效】治疗 31 例，显效（精神好，食欲佳，乏力消失，无不适感；免疫三项均正常）5 例，有效（精神较好，食欲增加，乏力减轻，免疫三项中两项正常。）13 例，无效（精神差，食欲差，乏力；免疫三项中有一项正常或均不正常）13 例。总有效率 58.0%；一般症状明显改善 23 例，改善 5 例，总改善率 90.3%。

【来源】张红星，陈新敏，李秀梅.“益元调理汤”对恶性肿瘤患者化放疗后免疫功能的影响.浙江中西医结合杂志，2002，12（6）：348－349

## 健脾升白合剂

太子参 2000g　炒白术 1200g　熟地黄 1200g　山药 1500g　黄芪 3000g　山茱萸 1000g　茯苓 1200g　当归 1000g　鹿角胶（烊）600g　阿胶（烊）1000g　木香 900g　陈皮 1200g　大枣 500 枚　生甘草 600g　女贞子 1500g　枸杞 1500g

【用法】取以上药材（鹿角胶、阿胶单独烊化备用）加 8~10 倍量水浸泡过夜，煮沸 2 小时，过滤，再加 5 倍量水煮沸 1.5 小时，过滤。合并两次煎液，浓缩至 20000ml 左右，冷藏静置 24 小时，用纱布滤过，滤液中加入已烊化的鹿角胶、阿胶，加水至 24000ml，分别灌装于 240ml 瓶中，120℃灭菌 30 分钟即得。每次 120ml，每日 2 次。

【功效】补脾，益肾，益气生血。

【适应证】**放疗后白细胞减少患者。**

【疗效】治疗后 60 例，显效 41 例，有效 13 例，无效 6 例，总有效率90.0%。

【来源】刘章玺．健脾升白合剂治疗放疗后白细胞减少60例．首都医药．2007，14（20）：32－34

## 红藤汤

红藤30g　蒲公英30g　败酱草30g　桃仁12g　红花3g　丹参12g　赤芍12g

【用法】上药煎至100ml加地塞米松5mg加思密达3g　温度37℃～40℃。用一次性灌肠器于每晚睡前保留灌肠，嘱患者排空大小便，7～10天为1个疗程。

【功效】收敛止血，止痛。

【适应证】**放射性直肠炎患者。**

【疗效】治疗55例，治愈34例，有效21例，总有效率100%。

【来源】唐莎，李伟彬．中药小剂量保留灌肠对宫颈癌放疗后放射性直肠炎的疗效观察．临床和实验医学杂志，2008，7（7）：125

## 益气养阴汤

北沙参15g　麦门冬15g　天花粉15g　生地黄15g　玄参10g　玉竹15g　桑叶10g　枇杷叶10g

【用法】水煎服，每天2次，每日1剂。14天为1个疗程，连用2个疗程。

【功效】益气养阴。

【适应证】**乳腺癌术后放疗继发放射性肺炎患者。**

【临证加减】兼有气喘者，加苦杏仁10g、苏子10g；兼有咽痒者，加桔梗10g、苏叶10g；咳嗽无力者，加党参15g、五味子10g；兼有大便干结者，加熟地黄15g、首乌15g；兼夜间心烦难眠者，加用百合20g。

【疗效】治疗36例，治愈28例，好转7例，未愈1例，总有效率97.2%。

【来源】林晓明．益气养阴法治疗乳腺癌术后放疗继发放射性肺炎的临床观察．中国当代医药，2012，19（25）：121－122

## 益气活血汤

黄芪 30g　北沙参 20g　女贞子 20g　当归 12g　香附 20g　红花 10g　生地黄 20g　川芎 10g　百部 12g　瓜蒌 15g　苦杏仁 10g

【用法】放疗期间及放疗后 2 个月，水煎服，每天 2 次，每日 1 剂。

【功效】益气活血。

【适应证】**放射性肝损伤患者。**

【来源】赵增虎，王炳胜，刘秀芳. 益气活血中药防治放射性肝损伤 42 例临床观察. 中国中医急症，2008，17（10）：1371－1372

## 升白合剂

西洋参 6～9g（泡）　太子参 50g　黄芪 40g　生（熟）地　鸡血藤各 20g　当归　丹参各 18g　三七 6g　红枣 30 枚

【用法】水煎服，每天 2 次，每日 1 剂。西洋参另行泡服，当茶频饮，若见苔白腻或厚腻，胃纳呆滞，寒湿盛者停服。

【功效】益气补血。

【适应证】**放疗引起的白细胞减少患者。**

【临证加减】伤津劫液严重，舌红少津，脉弦细，选加石斛 15g、玄参 15g，去鸡血藤、参三七；脾肾精血亏虚，舌暗红少苔，脉沉细，选加紫河车 10g、补骨脂 10g、菟丝子 15g，去丹参、鸡血藤；胃纳呆滞，恶心呕吐，苔白腻，选加姜半夏 10g、白术 15g、茯苓 15g、鸡内金 20g，去鸡血藤、三七、丹参；湿热甚、尿热、尿黄、苔黄腻，脉弦兼数，选加石韦 15g、黄柏 10g、茅根 20g，去黄芪、丹参、鸡血藤；心火旺盛，口腔糜烂，舌尖红，苔黄，脉弦数，选加川黄连 8g、羚羊角 2g、连翘 15g，去黄芪、鸡血藤、丹参；阳虚畏寒，苔白滑，脉沉细，或缓者，去生熟地黄、鸡血藤，加附子 10g、肉桂 5g。

【来源】王云鹏. 升白合剂治疗放疗白细胞减少症 270 例. 四川中医，1998，16（10）：26

## 白玉膏

熟石膏 9 份　炉甘石 1 份

【用法】将上述药物研成细粉，过筛，用凡士林调成30%的膏状。发现放射区域皮肤发红时立即外敷白玉膏，根据病变范围和程度，取白玉膏涂于无菌纱布上，厚约2mm，要完全覆盖病变范围，胶布固定，每天放疗后换药1次，3天为一疗程。头颈部皮肤可以直接用白玉膏外涂，皮肤暴露。如果病变皮肤渗液较多，加用生肌散或青吹口散，然后用白玉膏。

【功效】清热利湿，凉血养血，生肌。

【适应证】**放射性皮炎**。

【来源】贾喜花，刘勇，薛淑英. 白玉膏治疗放射性皮炎84例. 中医外治杂志，2009，18（1）：9

## 扶正抗癌方

女贞子 生地黄 全瓜蒌 桔梗 川贝母各15g 柴胡 茯苓 白术 陈皮各12g 白芍 清半夏各10g 甘草6g

【用法】头煎加水约400ml，先泡20分钟，武火煮沸后，改小火再煮沸30分钟，取液约100ml；二煎，加水约300ml，武火煮沸后，改小火再煮沸30分钟，取液约100ml；两煎药汁混合后，取汁200ml，分2次口服。

【功效】养阴润肺，理气化痰。

【适应证】**放射性肺炎**。

【临证加减】口燥咽干明显者，加南沙参15g、麦门冬15g、玄参15g；痰黄如脓或腥臭者，加鱼腥草20g、冬瓜子20g；胸满咳逆、痰涌者，加葶苈子10g、黄芩10g、郁金15g、红花9g；便秘者，加芒硝10g、大黄10g、火麻仁20g、枳实10g；发热者，加金银花15g、夏枯草15g、牡丹皮10g、知母10g；咯血者，加三七粉3g、白及粉5g冲服。

【疗效】治疗60例，治愈35例，有效19例，无效6例，总有效率90.0%。

【来源】王小龙，徐彬. 扶正抗癌方配合西药治疗放射性肺炎疗效观察. 陕西中医，2011，32（12）：1572－1573

## 参苓白术散加味

党参30g 焦白术、茯苓各10g 扁豆15g 怀山药30g 莲子肉

20g　砂仁3g　薏苡仁30g　黄连5g　乌梅10g　赤石脂20g　地榆15g

【用法】水煎服，每天2次，每日1剂。10日为一疗程。口服药物效果不满意加中药敷脐治疗或中药灌肠治疗，敷脐方为诃子10g，肉豆蔻15g，炒艾叶10g，肉桂、吴茱萸各6g，公丁香10g，将上述药物研细末后以麻油适量调合后敷于脐上，外用麝香止痛膏粘贴固定，对胶布过敏者改用纱布固定，每日换药1饮。中药灌肠方为败酱草30g，苦参15g，皂角刺、白芷、黄连各10g，煎水100ml保留灌肠，每日1次。

【功效】健脾益气补肾，利湿止泻。

【适应证】**放化疗后出现腹泻患者。**

【临证加减】大便清稀，完谷不化，面色㿠白，四肢厥冷，脉沉细加补骨脂15g、肉桂5g、炮姜3g；呕吐者，加姜半夏、姜竹茹各10g；发热者，加柴胡10g；苔腻纳差者，加厚朴、苍术各10g、沉香5g；小便短少者，加车前子、泽泻各10g；腹痛明显者，加白芍15g；里急后重明显者，加槟榔、枳壳各10g；久泻不止者，加石榴皮15g，煨诃子5g。

【疗效】治疗21例，显效13例，有效6例，无效2例，总有效率为90.4％。

【来源】周兰.中药辨治配合敷脐治疗恶性肿瘤放化疗后腹泻疗效观察.辽宁中医杂志，2004，31（10）：837－838

## 🪷 参桂颗粒

太子参15g　桂枝5g　党参10g　当归10g　丹参10g　鸡血藤15g
黄芪10g　淫羊藿10g

【用法】选用单味中药浓缩颗粒配方，加水100ml开水冲服，以上剂量为单次用量，每日2次口服，放疗第3周开始服用，连续服用至放疗结束。

【功效】益气养阴，活血补血。

【适应证】**肿瘤放射患者。**

【疗效】对骨髓有保护作用。

【来源】顾人东，梁志诚，席光明.参桂颗粒在肿瘤放射治疗中对骨髓保护作用的临床观察.山东中医杂志，2004，23（10）：586－587

## 🪷 清润汤

桑叶　苦杏仁　浙贝母　山栀　牡丹皮各10g　北沙参　天花粉　百部各15g　甘草5g

【用法】水煎服，每天2次，每日1剂，15天为一疗程。

【功效】清热生津，润燥止咳。

【适应证】**放射性肺炎。**

【临证加减】偏阴虚者，见慢性干咳，或有少量黏痰，伴低热盗汗，舌红少苔，脉细数，加麦门冬15g、玉竹15g、生地黄15g；痰热甚者，见咳声重浊，痰黄稠厚，发热气急，舌红苔黄腻，脉滑数，加黄芩10g、瓜蒌10g、鱼腥草20g；兼瘀阻者，见久咳不愈，胸闷胸痛，痰中带血，唇甲色暗，舌暗红，苔薄白，脉细涩，加丹参15g、当归15g、地龙10g。

【疗效】治疗34例，痊愈6例，显效14例，好转11例，总有效率91.2%。

【来源】瞿立武．清润汤治疗放射性肺炎34例．现代中西医结合杂志，2000，9（23）：2369

## 🪷 仙方活命饮

当归　穿山甲各12g　金银花　天花粉　白芷　防风　皂角刺　陈皮　浙贝母各10g　乳香　没药各9g　赤芍　甘草各8g

【用法】水煎，早餐前与睡前各服用一次，7天为一疗程，一般服用3~4个疗程。

【功效】活血止痛消瘀，清热解毒散结。

【适应证】**放射性骨坏死。**

【临证加减】无脓者，去穿山甲、皂角刺；红肿疼痛严重者，加升麻10g、蒲公英15g、连翘15g；病程较长，体质虚弱者，去赤芍，加黄芪20g、党参15g。

【疗效】治疗42例，痊愈23例，好转14例，无效5例，总有效率为88.09%。

【来源】古向生，蔡剑波，沈强，等．仙方活命饮加减配合局部刮治治疗放射性骨坏死．新中医，1999，37（10）：24

## 滋阴清热合剂

金银花 30g　土茯苓 15g　生地黄 15g　白茅根 30g　芦根 30g　麦门冬 30g　北沙参 30g　石斛 20g　蝉蜕 10g　胖大海 10g　桔梗 10g　生甘草 10g　淡竹叶 10g　寒水石 15g　黄芩 10g

【用法】水煎服，每天 2 次，每日 1 剂。

【功效】清热养阴。

【适应证】放射性口腔炎。

【来源】王毓敏，谢广茹．滋阴清热合剂治疗放射性口腔炎疗效观察．天津中医，1999，16（1）：12 - 13

## 三生养阴饮

西洋参 10g　党参 10g　生地黄 10g　玄参 10g　麦门冬 10g　山豆根 6g　甘草 6g

【用法】以上药物制成中药颗粒剂型，每次 6g，开水冲服，每日 3 次。

【功效】益气养阴。

【适应证】放疗后白细胞减少症。

【疗效】治疗 56 例，显效 32 例，有效 20 例，无效 4 例，总有效率为 92.86%。

【来源】顾伯林，张国庆，陈昆良．三生养阴饮治疗放疗后白细胞减少症 56 例．江苏中医，1999，20（5）：15

## 虎杖涂剂

虎杖 200g　蒸馏水适量

【用法】取虎杖加蒸馏水煎煮 2 次，第 1 次沸后 2 小时，第 2 次沸后 1 小时，合并煎液，滤过，滤液浓缩勇 1000ml，待冷后，加 95% 乙醇使含醇量达 65%，用 5% 碳酸氢钠调 pH7.0 ~ 8.0，添加蒸馏水至 1000ml，分装，封口，以 100℃ 流通蒸汽灭菌 30 分钟即得。经检验符合卫生学检验标准。使用时用棉签蘸液外涂患部．每日 4 ~ 6 次，10 天为一疗程。

【功效】清热利湿，解毒，去腐生肌。

【适应证】**放射性皮炎。**

【疗效】治疗 60 例，治愈 40 例，有效 19 例，无效 1 例，总有效率 98.33%。

【来源】张强.虎杖涂剂治疗放射性皮炎60例.中国中医药信息杂志,1999 年,6(1):51

## ❀ 乳没汤

制乳香 没药各20g 白及15g 地榆炭 乌贼骨30g 三七粉6g 白头翁15g 败酱草15g

【用法】每剂水煎为100ml 的浓缩液，每晚睡前保留灌肠，每日 1 剂，4 周为一疗程。

【功效】活血化瘀，收敛止血。

【适应证】**放射性直肠炎。**

【疗效】治疗40 例，治愈36 例，好转3 例，无效1 例，有效率97.0%。

【来源】陈雪清，李利霞.乳没汤保留灌肠治疗放射性直肠炎40例.四川中医，2008，26（6）：78

## ❀ 清热解毒化瘀方

大黄炭 蒲公英 薏苡仁各30g 败酱草 白及 生地黄各15g 三七粉6g

【用法】每剂水煎为100ml 浓缩液，每晚睡前保留灌肠，每日 1 剂，4 周为一疗程。

【功效】清热解毒，凉血止血，化瘀消肿。

【适应证】**放射性直肠炎。**

【疗效】治疗组40 例，治愈22 例，好转10 例，有效6 例，无效2 例，总有效率95%。

【来源】徐行，蒋太生，王晓庆，等.清热解毒化瘀方保留灌肠治疗放射性直肠炎40 例.陕西中医，2010，31（12）：1634－1635

## ❀ 驻车丸加味

黄连8g 阿胶10g 当归9g 炮姜4g 甘草6g 白芍10g 瓜

蒌 10g

【用法】每日 1 剂，水煎为 100ml 浓缩液，每晚睡前保留灌肠。

【功效】养阴清肠，止痛，止泻，止血。

【适应证】**放射性直肠炎。**

【临证加减】里急后重者，加木香 10g、槟榔 10g；伴有腹痛者，加木香 10g、延胡索 30g；伴有便血者，加赤芍 6g，牡丹皮 10g，墨旱莲 15g，地榆炭 15g，仙鹤草 30g，炒蒲黄 10g。

【疗效】治疗 24 例，治愈 8 例（33.33%），有效 14 例（58.33%），无效 2 例（8.33%），总有效率 91.66%。

【来源】邢俊梅，韩海霞. 驻车丸加味保留灌肠治疗放射性直肠炎临床观察. 内蒙古中医药，2012，31（4）：14-15

## 莪莲地黄汤

莪术 10g    半枝莲 30g    熟地黄 24g    山茱萸 12g    淮山药 12g    白花蛇舌草 30g    泽泻 10g    牡丹皮 10g    茯苓 10g    海金沙 15g

【用法】水煎服，每天 2 次，每日 1 剂。7 日为一疗程。

【功效】滋阴补肾，清热通淋，抗肿瘤。

【适应证】**放射性膀胱炎。**

【临证加减】肾阴不足，膀胱湿热者，加入知母 10g、黄柏 10g；脾肾两虚，湿热留恋者，加入白术 10g；血尿者，加仙鹤草 10g、白茅根 15g；气虚者，加太子参 20g、生黄芪 20g。

【疗效】治疗 30 例，服用 4 个疗程。治愈 20 例（症状、体征消失，尿常规正常），好转 8 例（症状减轻，体征及尿常规有改善），未愈 2 例（症状及尿常规均无变化）。总有效率为 93.33%。

【来源】吴晓春. 辨证治疗宫颈癌放疗后并发膀胱炎 30 例临床观察. 中国中医药信息杂志，2000，7（6）：61

## 解毒化瘀汤

百合 12g    知母 12g    黄芩 12g    浙贝母 12g    瓜蒌 12g    麦门冬 12g    玄参 12g    生地黄 15g    阿胶（烊）10g    当归 12g    赤芍 12g

桃仁 10g 红花 12g 甘草 6g

【用法】水煎，分早、中、晚 3 次温服，1 天 1 剂。

【功效】清热解毒，养阴润肺，活血化瘀。

【适应证】放射性肺炎。

【临证加减】咳嗽气急者，加诃子 6g、五味子 6g；口干、口渴者，加天花粉 12g、玉竹 10g；低热者，加银柴胡 10g、芦根 15g；痰中带血丝者，加仙鹤草 12g。

【疗效】治疗 36 例，显效 17 例，有效 15 例，无效 4 例，有效率占 88.89%。

【来源】巴艳，王燕. 中西医结合治疗放射性肺炎 36 例. 中医研究，2010，2（1）：52 – 52

## 清肺活血益金汤

丹参 15g 牡丹皮 10g 白术 10g 防风 10g 款冬花 10g 金银花 10g 黄芪 20g 北沙参 10g 茯苓 15g 太子参 15g 川贝母 8g 甘草 4g

【用法】水煎服，每天 2 次，每日 1 剂，早晚分服，30 天为 1 个疗程，临床症状控制后再服 10 天。

【功效】养阴，清肺，益气，活血。

【适应证】放射性肺炎。

【疗效】治疗 26 例，显效 17 例，有效 6 例，无效 3 例，有效率占 88.89%。

【来源】孙以民，朱炳涛. 中西医结合治疗放射性肺炎 26 例疗效观察. 滨州医学院学报，2011，34（2）：156 – 157

# 第二节 化疗的不良反应

肿瘤化疗的目的是杀伤癌细胞，但由于其毒性较大，也会给机体带来损伤，如骨髓抑制，消化道反应，心、肝、肾、免疫功能受损，有的药物还具有远期毒性。中医中药能扶正培土，驱邪解毒，提高免疫功能，既能减轻化疗的毒副作用，又能增强机体免疫系统抑制癌细胞，对化疗起增效作用，提高疗效。

## 降逆止呕汤

党参15g　白术　茯苓　竹茹　制半夏　代赭石　炙甘草各10g
麦门冬　天门冬各20g　砂仁6g（后下）

【用法】头煎加水约400ml，先泡20分钟，武火煮沸后，改小火再煮沸30分钟，取液约150ml；二煎，加水约300ml，武火煮沸后，改小火再煮沸30分钟，取液约150ml；两煎药汁混合后，分成2份。每日1剂，于早、晚饭后温服。

【功效】补气降逆止呕，养阴清热，化浊和胃。

【适应证】**乳腺癌化疗呕吐患者。**

【临证加减】痰浊偏重者，加陈皮15g；肝气犯胃者，加木香、厚朴、郁金各10g；脾胃虚寒者，加干姜6g，吴茱萸10g；胃阴不足者，加石斛、玉竹各10g。

【来源】罗雪冰. 补气降逆法治疗乳腺癌化疗恶心呕吐证临床观察. 中国中医急症，2007，16（9）：1073－1116

## 通便膏

槟榔6g　大黄6g　肉苁蓉10g　砂仁6g　白豆蔻6g　枳壳12g
冰片6g

【用法】将上述7味药粉碎研末，密封罐装置保存。敷脐方法：密封罐取药粉5g，用温水5ml调成膏状，剪一5cm×5cm小方块纱布将药膏包裹，腹部按摩后用75%乙醇消毒敷于患者脐及脐周，24小时更换1次。

【功效】行气通便。

【适应证】**急性白血病化疗例秘患者。**

【来源】姚斌莲，孙秋，华沈. 腹部按摩联合中药敷脐预防化疗便秘患者自身比较的临床观察. 浙江中医药大学学报，2012，36（12）：1276－1278

## 沙参麦门冬汤

北沙参 15g  麦门冬 15g  玉竹 10g  天花粉 10g  桑叶 10g  扁豆
10g  白花蛇舌草 15g  鱼腥草 15g  金荞麦 15g  生甘草 5g

【用法】头煎加水约 400ml，先泡 20 分钟，武火煮沸后，改小火再煮沸
30 分钟，取液约 150ml；二煎，加水约 300ml，武火煮沸后，改小火再煮沸 30
分钟，取液约 150ml；两煎药汁混合后，取药液共 300ml，每日服用 2 次，早
晚各 1 次，共 2 个周期，每个周期 28 天。

【功效】益气养阴。

【适应证】肺癌化疗免疫功能异常患者。

【临证加减】兼有气阴两虚者，加用黄芪 15g，白术 10g，党参 10g，太子
参 15g 或人参 10g；兼阴虚热毒者，可加重楼 10g、龙葵 10g、山豆根 10g；兼
痰凝湿阻者，可加贝母 3g、半夏 5g、僵蚕 10g、薏苡仁 20g、瓜蒌 10g、夏枯
草 10g。

【来源】朱为民，肖寒，方乃青．加减沙参麦门冬汤联合化疗对肺癌患者免疫功能
的影响．南京中医药大学学报，2011，27（6）：523 – 526

## 藿朴夏苓汤

藿香 12g  厚朴 10g  半夏 10g  茯苓 12g  猪苓 12g  陈皮 12g
竹茹 10g  滑石 20g  生姜 6g  薏苡仁 30g  白蔻仁 9g

【用法】水煎服，每天 2 次，每日 1 剂。

【功效】芳香化湿，行气利水，和胃降逆。

【适应证】恶性肿瘤恶心呕吐化疗。

【疗效】治疗 30 例，显效 23 例，有效 4 例，总有效率 90%。

【来源】孙文芹．藿朴夏苓汤加减治疗肿瘤化疗后恶心呕吐 30 例．内蒙古中医药，
1991，10（1）：14

## 六和汤加味

藿香 10g  紫苏 10g  砂仁 6g  香薷 6g  白扁豆 15g  半夏 10g
陈皮 10g  茯苓 15g  党参 30g  厚朴 15g  木瓜 6g  海螵蛸 20g  生姜

6g　甘草 6g

【用法】在常规使用恩丹西酮的基础上加中药水煎分服，每天 2 次，每日 1 剂，化疗前 1 日开始服用，5 日为一疗程。

【功效】芳香化湿，燥湿和胃，补气健脾止呕。

【适应证】肿瘤化疗致消化障碍患者。

【疗效】80 例中临床痊愈 64 例，显效 16 例，总有效率达到 100%。

【来源】王亚斌. 六和汤加味治疗化疗所致消化障碍 80 例. 中国中医药科技，2012，19（5）：398

## 🪷 平逆饮

柿蒂 100g　公丁香 15g　大黄 5g　玄明粉 5g

【用法】水煎，早晚分服；化疗前 3 天开始，10 天为一疗程。

【功效】降逆止呕，通络泻毒，平调脾胃。

【适应证】肿瘤化疗呕吐患者。

【来源】张越，景年才，卢义. 平逆饮治疗化疗所致呕吐的临床观察. 实用肿瘤学杂志，2004，18（1）：69－70

## 🪷 加味半夏厚朴汤

半夏 10g　厚朴 10g　竹茹 15g　茯苓 25g　生姜 5 片　紫苏梗 10g
莱菔子 30g　焦山楂　焦神曲　炒麦芽各 10g　麦冬 15g　玄参 15g
生黄芪 30g　太子参 20g　鸡内金 10g

【用法】头煎加水约 400ml，先泡 20 分钟，武火煮沸后，改小火再煮沸 30 分钟，取液约 150ml；二煎，加水约 300ml，武火煮沸后，改小火再煮沸 30 分钟，取液约 150ml；两煎药汁混匀，早晚各 1 次口服。恶心呕吐严重者可频频呷服，于化疗前 1 天服用，连服 5 天。

【功效】补益脾气，和胃降逆止呕。

【适应证】肿瘤化疗后恶心呕吐患者。

【疗效】共 50 例，总有效率为 96%。

【来源】丁喆. 中药治疗肿瘤化疗后恶心呕吐的临床观察. 现代中西医结合杂志，2012，21（18）：1986

## 六君子汤合旋覆代赭汤

旋覆花 15g  代赭石 15g  太子参 15g  甘草 6g  姜半夏 10g  炒莱菔子 15g  姜竹茹 6g  厚朴 10g  炒山楂  炒神曲  炒麦芽各 10g  生姜 3 片  大枣 5 枚

【用法】化疗前 2 天开始口服中药，头煎加水约 400ml，先泡 20 分钟，武火煮沸后，改小火再煮沸 30 分钟，取液约 150ml；二煎，加水约 300ml，武火煮沸后，改小火再煮沸 30 分钟，取液约 150ml；两煎药汁混合后 300ml，分 2 次口服，连服 7 天。同时配合化疗前半小时静脉注射昂丹司琼 8mg。

【功效】补益脾胃，降逆止呕。

【适应证】乳腺癌致恶心呕吐化疗。

【疗效】治疗 30 例，有效 26 例，显效 2 例，无效 2 例，总有效率 93.3%。

【来源】李惠静.中药治疗乳腺癌化疗后所致恶心呕吐疗效观察.中国中医药，2010，8（24）：162

## 止呕贴

半夏 40g  苏梗 10g  干姜 10g

【用法】将上述药研成粉末，用纱布覆盖制成敷贴，使用时用姜汁调匀敷于脐部，于化疗第 1 天开始前 30 分钟给予中药敷脐。每天 2 次，每次 1 贴，12 小时更换 1 次，持续 24 小时用药，连用 5 天。同时配合昂丹司琼注射液。

【功效】降逆止呕。

【适应证】恶性肿瘤化疗致恶心呕吐患者。

【来源】王国华，刘非，赵恩锋.中药敷脐防治顺铂化疗致恶心呕吐的疗效观察.现代中西医结合杂志，2012，21（27）：3028 - 3029

## 化疗和胃散

蒲公英 180g  粉葛根 120g  藿香梗 90g  紫苏梗 90g  生赭石 90g  土炒苍术 90g  槟榔 45g  佛手 60g  姜半夏 150g  白茯苓 120g  乌梅 90g  儿茶 60g  生甘草 30g

【用法】各药研为细末，取药 1～1.5g，以米醋或茶水或蜂蜜适量，调成稠糊状，填充于神阙穴内。外用伤湿止痛膏半张（或纱布援盖脐上，胶布条）固定。24 小进更换 1 次。

【功效】降逆止呕，健脾行气和胃。

【适应证】**放化疗后胃肠反应患者。**

【疗效】治疗 75 例，痊愈 48 例，显效 24 例，好转 3 例，总有效率为 100%。

【来源】杨灵生. 中药敷脐法治疗放化疗之胃肠反应. 肿瘤研究与临床，1995，7（3）：185 – 186

## 养血升白方

黄芪 30g　全当归 10g　白芍 15g　熟地黄 12g　白术 12g　菟丝子 12g　茯苓 12g　桑寄生 15g　黄精 15g　淫羊藿 10g　枸杞 10g　龙眼肉 10g　大枣 10g　忍冬藤 20g　炙甘草 6g

【用法】从化疗当天开始服用，水煎，早晚各 1 次，共用 10 天。

【功效】补气养血，健脾和胃，补益肝肾。

【适应证】**妇科恶性肿瘤行化疗患者。**

【疗效】治疗 21 例，症状显著改善 8 例，部分改善 10 例，无改善 3 例，改善率为 85.7%

【来源】李力，姜慧君. 养血升白方改善妇科恶性肿瘤化疗副反应的疗效观察. 贵阳中医学院学报，2011，33（2）：46 – 47

## 旋覆代赭汤

党参 15g　旋覆花 10g（包煎）　代赭石 30g（先煎）　制半夏 10g　炙甘草 6g　生姜 3 片　大枣 6 枚

【用法】每日 1 剂，每剂加水浸泡半小时以上，煎 2 次，每次煎约 40 分钟左右，共取汁 400 ~ 500ml 酌情分 2 ~ 4 次温服。服药至化疗结束后 1 周。

【功效】降逆止呕，益气和胃。

【适应证】**乳腺癌化疗患者。**

【临证加减】纳呆加炒谷芽、炒麦芽各 30g，鸡内金 15g；神疲乏力者，加黄芪 15g、生晒参 10g；大便干结者，加制大黄 15g、厚朴 10g；大便溏薄者，加藿香10g、砂仁6g（冲服）；中焦虚寒者，加吴茱萸5g、干姜5g；腹胀者，加乌药10g、大腹皮10g。

【疗效】治疗30例，有效率93.3%。

【来源】周斌，单泽松．旋覆代赭汤在乳腺癌化疗中的应用．江西中医药，2008，9（39）：25－26

## 降逆止吐汤

半夏20g  陈皮10g  白术10g  淮山药15g  竹茹15g  旋覆花10g（包煎）  茯苓15g  木香10g  砂仁5g（后下）  甘草5g

【用法】头煎加水约400ml，先泡20分钟，武火煮沸后，改小火再煮沸30分钟，取液约150ml；二煎，加水约300ml，武火煮沸后，改小火再煮沸30分钟，取液约150ml；两煎药汁混合后，分4次口服，于化疗前1天开始，至化疗结束后第2天停药。同时配合异丙嗪每天每次12.5mg双足三里穴交替，每日于化疗前15分钟化疗后2小时穴位注射。

【功效】降逆止吐。

【适应证】**肿瘤化疗有胃肠不良反应患者。**

【疗效】完全控制73例，占50%，部分控制36例，占24.6%；无效37例，占25.4%。总有效率为76.6%。

【来源】吴新益．内服"降逆止吐汤"合并异丙嗪穴位注射防化疗胃肠反应体会．实用中医内科杂志，1994，8（4）：20

## 三仁汤加味

白豆蔻（后下）  苦杏仁  法半夏  竹叶各10g  木通  厚朴15g滑石30g（包煎）

【用法】水煎服，日1剂，饮2~4次服用。

【功效】扶正祛邪，止呕。

【适应证】**癌症放、化疗疗后出现恶心呕吐、食欲不振患者。**

【临证加减】湿阻中焦者，加藿香、参叶、白术各15g，砂仁30g，茯苓10g，甘草3g；血瘀气滞者，去木通加血通20g，丹参30g，桃仁、红花、三七粉（冲服）、当归各10g，白术15g；气血虚弱者，去滑石、竹叶、木通，加党参、黄芪各 30g，白术、当归各 15g。

【疗效】治疗 105 例，治愈（饮食恢复正常，症状消失）64 例，显效（饮食明显增加，呕吐止，其余症状消失）31 例，好转（饮食有所增加，呕吐及其余症状改善）10 例，总有效率 100%。

【来源】吴先平，马建容. 三仁汤加减治疗癌症放、化疗后副反应 105 例. 四川中医，2001，19（2）：37 – 38

## ❀ 益气升白汤

黄芪 30g　党参　当归　熟地黄　阿胶　女贞子　骨碎补各 20g
山药　黄精　白芍各 30g　白术 12g　陈皮　甘草各 10g

【用法】水煎，分早晚两次口服，每日 1 剂。

【功效】益气健脾，滋阴补肾，养血柔肝。

【适应证】**恶性肿瘤化疗后白细胞减少症。**

【临证加减】兼阴虚口咽干燥者，加玄参、北沙参各 30g、石斛 20g；兼肾虚腰脊酸软者，加枸杞、杜仲各 20g；兼纳差恶心呕吐者，加焦三仙各 20g、半夏、砂仁各 10g；兼大便干结者，加莱菔子 20g，大黄 10g。

【疗效】治疗肿瘤化疗后白细胞减少症 68 例，显效 38 例，有效 17 例，无效 13 例，总有效 55 例，总有效率 80.88%。

【来源】李克强. 益气升白汤治疗肿瘤化疗后白细胞减少症 68 例. 陕西中医，2005，26（6）：495 – 496

## ❀ 益气生血汤

黄芪　党参各 30g　白术　茯苓　生熟地黄　当归各 10g　女贞子
黄精　鸡血藤　菟丝子　枸杞子各 10g　陈皮 6g

【用法】水煎服，每天 2 次，每日 1 剂。

【功效】益气养血。

【适应证】**恶性肿瘤放化疗白细胞减少患者。**

【疗效】治疗 132 例，其中 105 例（79.54%）白细胞计数稳定或上升；18 例（13.64%）减少但维持在 $3.0 \times 10^9$/L 以上；9 例（占 6.82%）停止放疗。

【来源】刘志香，徐信杰．益气生血汤治疗放化疗中白细胞减少症临床研究．中国现代医生，2007，45（3）：50－66

## 益气温阳健脾汤

黄芪 30g　生地黄 15g　熟地黄 15g　黄精 10g　肉苁蓉 15g　淫羊藿 20g　补骨脂 10g　桑枝 10g　当归 10g　阿胶（烊化）20g　穿山甲 10g　何首乌 10g　鸡血藤 20g　黄柏 10g　知母 10g　麦芽 20g

【用法】化疗第 1 天开始口服中药煎剂，头煎加水约 400ml，先泡 20 分钟，武火煮沸后，改小火再煮沸 30 分钟，取液约 150ml；二煎，加水约 300ml，武火煮沸后，改小火再煮沸 30 分钟，取液约 150ml；两煎药汁混合后，分成 2 份，早晚分服，共用 14 天。

【功效】补气温阳，健脾和胃。

【适应证】**恶性肿瘤化疗不良反应。**

【疗效】治疗 30 例，症状改善率为 83.3%。

【来源】解金明，朱世杰．益气温阳健脾汤治疗老年恶性肿瘤化疗副反应 30 例．中医杂志，2012，53（16）：1420－1421

## 升白汤

炙黄芪 30g　红参（另炖）10g　当归 30g　熟地黄 30g　鹿角胶（烊化）10g　龟板胶（烊化）10g　阿胶（烊化）10g　陈皮 5g　砂仁（打）5g　鸡血藤 30g　龙眼肉 15g　黄精 12g　炙甘草 10g　枸杞 15g　红枣 10 枚

【用法】头煎加水约 400ml，先泡 20 分钟，武火煮沸后，改小火再煮沸 30 分钟，取液约 150ml；二煎，加水约 300ml，武火煮沸后，改小火再煮沸 30 分钟，取液约 150ml；两煎药汁混合后，少量频服，每天 1 剂。

【功效】益气养阴生血。

【适应证】**癌症术后放化疗白细胞减少症。**

【来源】张秋坤，程宏亮．中药治疗放化疗所致白细胞减少症疗效观察．现代中西医结合杂志，2003，12（13）：1388－1456

## 🪷 八珍汤

党参 15g　熟地黄 15g　当归 15g　白术 10g　白芍 10g　川芎 10g　茯苓 10g　炙甘草 6g

【用法】每日 1 剂，水煎 2 次，头煎加水约 400ml，先泡 20 分钟，武火煮沸后，改小火再煮沸 30 分钟，取液约 150ml；二煎，加水约 300ml，武火煮沸后，改小火再煮沸 30 分钟，取液约 150ml；两煎药汁混合后浓缩成 200ml，早晚分 2 次温服。同时配合地塞米松足三里穴位注射。

【功效】健脾益气，补血养血。

【适应证】**恶性肿瘤化疗致白细胞减少症。**

【临证加减】气虚甚者，加黄芪 30g；血虚甚者，加阿胶 10g，枸杞 10g；阴虚者，加女贞子 10g，旱莲草 10g；阳虚者，加肉桂 6g，熟附子 6g。

【疗效】治疗有效率达 72.5%。

【来源】姜民，王约青，朱炯，等. 足三里穴位注射联合中药八珍汤防治化疗所致白细胞减少症的临床研究. 辽宁中医杂志，2011，38（8）：1597 - 1598

## 🪷 加味附子理中汤

制附子 12g　干姜　白术各 30g　炙甘草　党参　女贞子　菟丝子各 15g　砂仁 10g　冬虫夏草 3g（冲）

【用法】水煎服，每天 2 次，每日 1 剂。3 周为一疗程。

【功效】补肾温阳，益气健脾。

【适应证】**化疗后白细胞减少症。**

【临证加减】兼大便不成形者，用炒白术 10g；兼大便干结者，用生白术 15g。

【疗效】治疗 98 例，显效 58 例，有效 20 例，无效 20 例，总有效率 79.59%。

【来源】张梅兰，刘学武，张芳兰. 加味附子理中汤治疗肿瘤化疗后白细胞减少症 140 例. 陕西中医，2007，28（7）：843 - 844

## 🪷 补肾升白汤

熟地黄 30g　山茱萸　山药　肉苁蓉各 25g　巴戟天　仙茅　阿胶

（烊化） 炮山甲 当归各15g 炙黄芪40g 太子参 枸杞各20g 紫河车粉（冲服） 陈皮各10g 升麻 甘草各6g

【用法】每日1剂，头煎加水700ml、2煎加水500ml，两煎取汁约400ml，分早晚温服。连服10天为一疗程。同时在服汤药的第1、3、5、7天双足三里穴位注射，地塞米松针10mg，山莨菪碱针10mg，各1次。

【功效】温补肾阳，益气健脾养血。

【适应证】恶性肿瘤放化疗后白细胞减少症。

【疗效】治疗36例，显效18例，有效15例，改善3例，有效率91.6%，改善率100%。

【来源】祝东友，孔锐.补肾升白汤配合穴位注射治疗恶性肿瘤放化疗后白细胞减少症36例.陕西中医，2003，24（12）：1062-1063

## 补血汤

黄芪30g 黄精20g 鸡血藤30g 金银花30g 丹参20g 白芍20g 当归20g 生地黄10g 北沙参20g 甘草10g

【用法】水煎服，每天2次，每日1剂。同时配合双侧足三里穴位注射当归注射液，进针得气后每穴注射0.5ml，每天1次，5次为1个疗程，连续治疗2个疗程。

【功效】养血滋阴，清热解毒。

【适应证】肿瘤化疗后白细胞减少症。

【临证加减】热毒较重者，酌加黄芩20g，紫花地丁15g、连翘15g；瘀象较甚者，酌加红花10g，赤芍10g。

【疗效】治疗24例，显效加有效22例，有效率为91.7%。

【来源】唐新星.中药穴位注射配合内服治疗化疗后白细胞减少症24例.安徽中医临床杂志，2001，13（1）：39-40

## 补血生白汤

黄芪 鸡血藤各30g 当归12g 阿胶 女贞子 山茱萸 党参各15g 白术 川芎 山楂 大枣各10g

【用法】水煎服，每天2次，每日1剂。

【功效】补肾，健脾，活血化瘀。

【适应证】**肿瘤化疗后白细胞减少症。**

【疗效】治疗45例，显效33例，有效8例，无效4例，有效率为91.1%。

【来源】魏涛，邹三鹏，刘倩平，等. 补血生白汤治疗化疗后白细胞减少症45例. 陕西中医，2009，30（6）：698－748

## 🪷 升白补血汤

黄芪30g　当归30g　枸杞子30g　菟丝子20g　女贞子30g　大枣4枚　茯苓10g　白术10g

【用法】水煎服，每天2次，每日1剂。同时服强力升白片，4片，日3次。

【功效】滋补肝肾，健脾补血。

【适应证】**肿瘤化疗后白细胞减少患者。**

【临证加减】贫血者，加阿胶30g；血小板减少者，加卷柏20g；恶心、呕吐者，加半夏10g，生姜10g；食欲差、腹部胀满者，加砂仁10g、鸡内金10g、神曲10g、麦芽10g。

【疗效】治疗50例，治愈25例，显效15例，有效8例，有效率96%。

【来源】李茂钦. 中药治疗放化疗致白细胞减少症50例观察. 四川中医，201，28（1）：79－80

## 🪷 扶正膏

白术30g　当归20g　首乌40g　淫羊藿40g　黄精30g　枸杞子30g　五味子25g　人参30g（为细末）　赤芍50g　阿胶　龟板胶各30g

【用法】白术30g、当归20g、首乌40g、淫羊藿40g、黄精30g、枸杞子30g、五味子25g，水煎3次浓缩取汁2000ml，将人参30g（为细末），阿胶、龟板胶各30g兑入冷却成胶陈状分为12份。早晚饭前1小时开水冲服。无糖尿病者可加适量蜂蜜。

【功效】补益脾肾，益气养血，益髓填精。

【适应证】**放疗、化疗致白细胞减少症。**

【疗效】治疗41例，显效32例，有效7例，无效2例，总有效率95.1%。

【来源】李晓兰.中药扶正膏治疗放疗、化疗致白细胞减少症41例.内蒙古中医药，2011，30（24）：10

## 益血汤

鸡血藤30g　龟板20g　黄芪　党参　当归　补骨脂　白术　茯苓　益智仁　淫羊藿各15g　鸡内金（炒）10g

【用法】水煎，早晚饭后30分钟服用。

【功效】补肾健脾益气，养血活血。

【适应证】**乳腺癌术后化疗白细胞减少患者。**

【疗效】治疗本病50例，显效22例，有效26例。总有效率为96%。

【来源】李敬华，王宏昌.益血汤治疗乳腺癌术后化疗白细胞减少50例.陕西中医，2011，32（1）：40－41

## 当归补血汤加味

黄芪50g　鸡血藤30g　党参　当归　白术　何首乌　山楂各15g　黄精10g　阿胶　淫羊藿各6g　大枣3枚

【用法】水煎服，每天2次，每日1剂。放化疗同时服。

【功效】健脾益气，补气生血，益气养血，补肾益精。

【适应证】**化疗所致白细胞减少症患者。**

【疗效】治疗66例，显效35例，有效25例，无效6例，有效率为90.9%。

【来源】李萍，吴华.当归补血汤加味治疗化疗后白细胞减少症66例.陕西中医，2008，29（8）：951－952

## 溃疡丸

水蛭3g　虻虫6g　丹参30g　桃仁10g　白豆蔻10g　白芷10g　郁金10g　夏枯草25g　红花10g　赤芍10g

【用法】共研细末，和蜜为丸，每次6g，每日2次，早晚空腹服用，自化疗前 1 天开始服用，直至疗程结束。

【功效】清热解毒，活血化瘀。

【适应证】**化疗致口腔炎。**

【疗效】口腔炎愈合时间为 3.9 天，较洗必泰液漱组 6.2 天明显缩短，两组比较，差异有显著性意义（$P < 0.05$）。

【来源】赵秀彩，王钰. 中药溃疡丸防治急性白血病化疗所致口腔炎的临床观察. 武警医学，2003，14（6）：359 - 360

## 🪷 治溃饮

生地黄 30g　麦门冬 30g　玉竹 15g　野菊花 30g　玄参 30g　连翘 30g　山豆根 12g　栀子 15g　胖大海 15g

【用法】头煎加水约 400ml，先泡 20 分钟，武火煮沸后，改小火再煮沸 30 分钟，取液约 150ml；二煎，加水约 300ml，武火煮沸后，改小火再煮沸 30 分钟，取液约 150ml；两煎药汁混合后，分 3 次服用，每次 100ml。同时配合冰片、硼砂和青黛各 20g，用 300ml 左右开水溶化后漱口。

【功效】清心凉胃，清热养阴，泻火解毒。

【适应证】**放化疗所致口腔溃疡。**

【疗效】治疗 30 例，治愈 17 例，有效 12 例，总有效率达 96.7%。

【来源】周正贤，张祖蓉，钱红霞，等. 中药预防和治疗放化疗所致口腔溃疡临床观察. 四川中医，2005，23（10）：93 - 94

## 🪷 丁甘仁膏方

台参须 45g　潞党参 90g　熟地黄（砂仁拌）180g　炙黄芪 120g　炒淮药 60g　朱茯神 90g　酸枣仁 90g　炙远志肉 30g　炙甘草 18g　天门冬 60g　麦门冬 60g　杜仲（盐水炒）90g　枸杞子 60g　续断（盐水炒）60g　桑椹子 90g　制首乌 120g　陈皮 30g　半夏 60g　北秫米（炒包）90g　宁子淡（淡菜）120g　煅牡蛎 120g　紫贝齿 120g　紫石英 90g　胡桃肉（盐水炒去紫衣）20 枚　五味子 18g　金樱子（包）30g　芡实 90g　黄柏 30g　熟女贞 60g　猪脊髓（酒洗）20 条　红枣 120g　鳔胶（溶化收膏）60g

【用法】上药煎 4 次，取浓汁，加龟板胶 120g、清阿胶 120g，均用陈酒炖烊，再加鳔胶和入白冰糖 250g，熔化收膏，每早晚各服二匙，均用开水化服。

【功效】补益肝肾，益气安神，调节阴阳。

【适应证】**化疗、放疗后脱发患者。**

【来源】汪幼一，项长生.丁甘仁膏方对化疗后脱发等症的应用.中国民间疗法，1998，6（5）：5

## 生发饮

党参 黄芪 制首乌 黄精各 30g 熟地黄 女贞子 旱莲草各 20g 茯苓 当归各 15g 甘草 5g

【用法】头煎加水约 400ml，先泡 20 分钟，武火煮沸后，改小火再煮沸 30 分钟，取液约 150ml；二煎，加水约 300ml，武火煮沸后，改小火再煮沸 30 分钟，取液约 150ml；两煎药汁混合后，每日 1 剂，早晚分服。10 天为一疗程，视病情变化，可用 2~3 个疗程。

【功效】滋肝健脾益肾，养血填精。

【适应证】**化疗后导致脱发患者。**

【临证加减】血虚、面色萎黄、头晕乏力者，加鸡血藤 30g、生白芍 15g、阿胶 12g、大枣 10 枚；纳差者，加白术、焦三仙各 12g；心悸不安、失眠寐差者，加柏子仁、酸枣仁、远志各 12g，龙骨 30g；伴肾虚腰膝酸软无力者，加菟丝子、杜仲、枸杞子各 15g；伴呕吐、心烦易躁、口干苦者，加竹茹、半夏各 10g，柴胡 12g；伴气虚多汗者，加五味子 6g，防风、白术各 12g。

【疗效】治疗 88 例，治愈 37 例，好转 39 例，无效 12 例，总有效率 86.36%。

【来源】田春桃，王翠霞.生发饮治疗化疗后脱发 88 例.陕西中医.2004，25（12）：1102－1103

## 保肾汤合解毒泻浊方

口服方：黄芪 30g 党参 15g 白术 15g 山药 15g 山茱萸 12g 茯苓 20g 补骨脂 12g 丹参 30g 泽泻 15g 益母草 30g 枳实 10g

大黄 10g

中药灌肠方：生牡蛎 50g　生槐米 30g　生大黄 10g。

【用法】水煎服，每天 2 次，每日 1 剂。灌肠方加水煎 40 分钟左右，生大黄后下，取汁 150ml 保留灌肠，每日 1 次，可连用 10 天。同时配合西药综合治疗。

【功效】滋补肾阴，调理脾胃，活血化瘀。

【适应证】**化疗后肾功能损害患者。**

【临证加减】偏阳虚者，加仙茅、淫羊藿、熟附片；偏阴虚者，加龟板、枸杞子、女贞子；湿浊甚者，去黄芪、党参、山药、山茱萸，加陈皮、半夏、竹茹、黄连；高血压者，去党参，加钩藤、牡蛎。

【疗效】治疗 60 例，显效 26 例，有效 24 例，无效 10 例，总有效率为 83.3%。

【来源】黄莉，郭岳峰，王东峰. 中西医结合治疗化疗后肾功能损害 60 例. 中医研究，2002，15（4）：43－44

## 🪷 茵陈蒿汤

茵陈 20g　山栀 12g　大黄 9g　郁金 12g　麦芽 15g　枳壳 12g　白茅根 30g　甘草 6g　赤芍 10g

【用法】水煎，早晚分 2 次温服，15 天为 1 个疗程。同时配合中药护肝治疗。

【功效】清热解毒，利湿化瘀。

【适应证】**化疗致肝损害患者。**

【临证加减】呕吐者，加半夏 12g、陈皮 6g；纳差者，加白术 12g、神曲 10g；口苦者，加黄芩 9g；大便溏烂者，加薏苡仁 30g、苍术 12g；腹痛者，加延胡索 12g。

【疗效】治疗 30 例，显效 12 例，有效 14 例，无效 4 例，总有效率 86.7%。

【来源】黄智芬，黎汉忠，谭志强. 茵陈蒿汤加味治疗肿瘤化疗药物所致肝损害 30 例. 中西医结合肝病杂志，2011，21（1）：48－50

## 🪷 健脾活血汤

党参 30g　黄芪 20g　淮山药 30g　薏苡仁 30g　茯苓 15g　白术 15g　三七 15g　甘草 6g

【用法】水煎服，每天 2 次，每日 1 剂。于术前 1 周开始服用，15 天为一疗程。

【功效】健脾活血。

【适应证】肝癌化疗栓塞术患者。

【临证加减】恶心、呕吐者，加神曲 30g、佛手 15g、佩兰 10g；发热者，加石膏 30g、柴胡 15g、半枝莲 30g；疼痛者，加延胡索 30g、佛手 15g、郁金 15g。

【来源】刘雪梅，邹雨荷. 健脾活血中药联合谷胱甘肽防治肝癌化疗栓塞术后肝功能损害的临床研究. 中国中医药科技，2004，11（2）：71－72

## 🪷 解毒宁心汤

生晒参片 12g　茯苓 25g　姜半夏 15g　代赭石 50g　生甘草 15g

【用法】煎药机上 1 次性加工煎取，高压封装，每服 1 袋（200ml），1 日 2 次，14 天为一疗程。化疗用药前 3 天起服用中药方 1 日 1 剂。同时配合水化、止吐、支持及对症治疗。

【功效】益气复脉，解毒宁心。

【适应证】预防使用蒽环类化疗药物致急性心脏毒性反应。

【来源】杨莉，王亚非，姚祖培. 中药方预防蒽环类化疗药物急性心脏毒性反应的临床研究. 南京医科大学学报，2010，30（10）：1435－1438

# 癌症疼痛与并发症

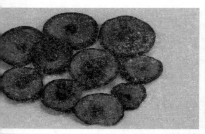
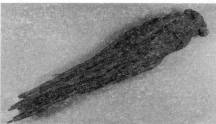
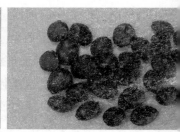

# 第一节 癌症疼痛

　　癌症疼痛又称为癌性疼痛，是指癌症、癌症相关性病变及抗癌治疗所致的疼痛，常为慢性疼痛，是癌症患者常见的症状。国际疼痛研究协会（IASP）对疼痛的定义是：疼痛是一种令人不快的感觉和情绪上的感受，伴随着现存的或潜在的组织损伤。疼痛经常是一种主观感受，受环境及情感的影响，而不仅仅是一种简单的生理应答。癌症疼痛多见于晚期癌症患者。由于癌肿生长迅速，压迫或侵犯神经末梢或神经干或并发梗阻，继发感染等原因，到了癌症的中晚期常出现的进行性的疼痛。

　　本病的诊断要点是：①有癌症病史。②常为慢性疼痛，由癌症、癌症相关性病变及抗癌治疗所致。③应与非肿瘤性的原发性疼痛相鉴别，需要根据病史及影像学检查来确定。

　　癌症疼痛属于中医学"疼痛"、"癌病"、"瘿病"等范畴，多由六淫邪毒、七情怫郁、饮食失调、宿有旧疾等所致，传统认为疼痛的病因是由于人体受到如六淫外邪、内伤七情、脏腑失调等的影响，导致经络不通、邪毒壅聚、营卫凝涩、气血瘀滞而引起的癌痛，即"不通则痛"、"不荣则痛"。病位可在肺、肝胆、脾胃、肾、大小肠、可累及脑、骨髓等。临床则根据疼痛的病因进行辨证论治。寒邪凝滞，阳气不达，气血不畅，经气闭阻则可致疼痛的发生，依据中医"寒者热之"的理论，治宜温阳散寒、通络止痛；火热之邪，最易灼伤津血，壅塞经络，而致疼痛的发生，依据中医"治热以寒"、"热者寒之"的理论，治宜清热解毒、泻火止痛；七情太过或不及均可引起体内气血运行失常，气机阻滞，血为之停，津为之凝，经络为之不通，气血津液结聚而不行，日久则导致各种癌痛的发生，则遵"郁而达之"的原则，治宜疏肝理气，解郁止痛；瘀血内阻致络脉不通，不通则痛，通常在不同肿瘤的各个阶段均可见瘀血作痛，治遵"血实者宜决之"、"结者散之，留者攻之"的原则，治宜活血化瘀、通络止痛；痰浊内停，聚而为瘤，阻碍气血运行而导致癌痛，治宜化痰通络，散结止痛；湿邪停滞，留恋不解，困阻阳气，络脉不畅引起的疼痛，湿有内湿、外湿之分，治当祛湿通阳止痛。正气不足，气血津液亏虚，脏腑经络失养而致"不荣则痛"、"因虚致痛"是癌痛发生的主要病机之一，依据中医"损者益之"、"虚则补之"的原则，针对在气、在血、在阴、在阳、在脏、在腑的不同，分别施以不同的补法。

## ❀ 止痛酒

血竭150g　乳香100g　没药100g　冰片9g

【用法】加入75%乙醇500ml中浸泡，冬季40天，夏季20天，取上清液备用，涂搽患处，每次3～5遍，使药液干燥成薄膜，于放疗休息时清洗干净，下次放疗再涂搽。

【功效】散瘀定痛。

【适应证】**癌性骨转移疼痛患者。**

【疗效】治疗20例，1周后，完全缓解4例，部分缓解8例，有效率60%；4周后，完全缓解10例，部分缓解8例，有效率90%。

【来源】刘召，苓徐梅，郑丽. 中药涂搽配合放射治疗癌性骨转移疼痛疗效观察. 中国中医急症，2006，15（2）：142

## ❀ 柴胡疏肝散合金铃子散

醋柴胡15～20g　枳壳20～30g　炒白芍20～40g　木香10～15g
川楝子5～20g　延胡索15～30g　陈皮9～10g　甘草6～9g

【用法】水煎服，每天2次（早晚各1次），每日1剂。

【功效】行气活血止痛，清热解毒消肿。

【适应证】**各种癌症所引发的疼痛（气滞血瘀型）。**

【临证加减】消化系统肿瘤酌加八月札30g、菝葜30g、肿节风30g、鬼针草30g、珍珠菜30g；肺癌酌加铁包金30g、铁树叶30g、威灵仙30～60g、白毛藤30g、制南星30g；乳腺癌加芙蓉叶30g、凤尾草30g、猪殃殃30g；精原细胞瘤加马鞭草30g、荔枝核30g、乌药15g；腹部疼痛加水蛭15g、五灵脂5g；淋巴结转移加山慈菇10～15g、夏枯草30g；伴有消化道症状者加焦山楂5～30g。

【疗效】本方治疗30例中完全缓解5例，部分缓解8例，轻度缓解12例，无效5例，总有效率为83%。

【来源】周振来，孙宝军，邵静．柴胡疏肝散合金铃子散加减治疗癌疼 30 例．河南中医药学刊，1994，9（5）：18－19

## 趁痛散

当归 30g　甘草 2.5g　黄芪 2.5g　白术 2.5g　独活 2.5g　肉桂 2.5g　桑寄生 3g　淮牛膝 2.5g　莲白 2g　生姜 3 片

【用法】水煎服，每天 2 次（早晚各 1 次），每日 1 剂，10 天为 1 个疗程。服药期间忌辛燥，适寒温，避房事，注意劳逸。

【功效】养血和营，温阳益气，行血止痛。

【适应证】**肿瘤术后遍身疼痛（气滞血虚型）**。症见：四肢腰背痛，痛时多伴有滞胀感，行之缓，温则减，舌质略胖淡，脉缓细。

【临证加减】若贫血乏力汗出者，加仙鹤草 12g，心悸失眠者，加酸枣仁 15g，便秘者，加制何首乌 12g，便溏者，加山药 15g，便血者，加槐花炭 10g。

【疗效】本方治疗的 15 例中，13 例服药 1~2 个疗程疼痛消失，2 例服至 3 个疗程疼痛亦消失，总有效率为 100%。

【来源】黄万钧，陶莘．趁痛散治疗肿瘤术后遍身疼痛 15 例．江苏中医杂志，1998，19（9）：27

## 麻黄附子细辛汤

麻黄 10g　制附子 6~9g　细辛 6g　桂枝 10g　党参 20g　白术 10g　威灵仙 10g　生姜 10g　炙甘草 15g

【用法】头煎加水约 500ml，先泡 20 分钟，武火煮沸后，改小火再煮沸 30 分钟，取液约 200ml；二煎，加水约 400ml，武火煮沸后，改小火再煮沸 30 分钟，取液约 200ml；两煎药汁混合后，分成 2 份。每日 1 剂，每次 50~100ml，温服，每日可服 5~7 次不等。

【功效】温经助阳，散寒止痛。

【适应证】**肺癌疼痛（气血亏虚型）**。症见：疼痛伴不同程度的形寒肢冷、身累、汗出、头晕乏力，纳少便溏，苔白脉细弦。

【疗效】本方治疗的 30 例中，完全缓解 17 例，部分缓解 7 例，轻度缓解

2 例，无效 4 例，总有效率 86.7%。

【来源】邓玉艳，伍德军．麻黄附子细辛汤治疗肺癌疼痛 30 例．河南中医杂志，2012，32（10）：1279 - 1280

## 芍药甘草汤

白芍 60 ~ 250g　炙甘草 15 ~ 60g

【用法】头煎加水约 500ml，先泡 20 分钟，武火煮沸后，改小火再煮沸 30 分钟，取液约 200ml；二煎，加水约 400ml，武火煮沸后，改小火再煮沸 30 分钟，取液约 200ml；两煎药汁混合后，分成 2 份。疼痛较缓用轻剂，疼痛较重用大剂，剧痛难忍用重剂。轻剂顿服，大剂 2 次分服，重剂 3 次分服，日 1 剂，5 剂为 1 个疗程。

【功效】补益正气，缓急止痛。

【适应证】**癌症疼痛（气血亏虚型）**。症见：剧痛难忍、刺痛或胀痛，形瘦体倦、纳呆，大便干或衡薄，舌质暗红苔薄白，脉细弦。

【临证加减】刺痛加延胡索 20g，胀痛加木香 12g，气虚加黄芪 30 ~ 60g，甚者再加人参 15g；血虚加当归、阿胶各 15g；湿浊内阻加半夏 12g，茯苓 30g；大便干加大黄 10 ~ 20g；大便溏加罂粟壳 10 ~ 20g。

【疗效】本方治疗的 40 例中，显效 12 例，有效 22 例，无效 6 例，总有效率 85.0%。

疗效标准：显效：3 个疗程之内疼痛停止；有效：3 个疗程之内疼痛明显减轻；无效：经治 3 个疗程其疼痛减轻不著。

【来源】刘昭坤，刘同珍．芍药甘草汤为主治疗癌症晚期 40 例．新中医，1997，29（1）：32 - 33

## 仙龙定痛饮

制南星 20g　补骨脂 15g　骨碎补 15g　淫羊藿 10g　地龙 20g　全蝎 9g

【用法】水煎服，每天 2 次（早晚各 1 次），每日 1 剂，共服 15 日。

【功效】通经活络，行气止痛。

【适应证】**骨转移癌持续性疼痛，疼痛部位以骨转移部位为主**。症见：胀痛、刺痛、或有固定点、身累、汗出、头晕乏力，纳少便溏，苔白脉细弦。

【疗效】本方治疗的 32 例中，显效（治后较治前疼痛下降 2 级或消失）、有效（治后较治前疼痛下降 1 级）、无效（治疗后疼痛无缓解），第 3 日为分别为 9 例、14 例、9 例；第 7 日分别为 13 例、12 例、7 例；第 15 日分别为 14 例、13 例、5 例；总有效率分别为 71.88%、78.13%、84.38%。

【来源】罗海英，徐凯，陈达灿. 仙龙定痛饮治疗骨转移癌痛 32 例. 河北中医杂志，2004，26（3）：174－175

## 🪷 血府逐瘀汤

桃仁 15g　当归 15g　延胡索 15g　川芎 10g　川牛膝 10g　生地黄 10g　红花 10g　乳香 10g　枳壳 6g　赤芍 6g　桔梗 6g　柴胡 3g　炙甘草 3g　三七粉 3g（冲服）　白花蛇舌草 30g

【用法】前 10 天，每日 1 剂，煎汁 200ml（煎法同前），分 2 次口服；后 20 天，将上药粉碎制成水丸，每次 10g，每日 3 次，1 个月为一疗程，共 3 个疗程。

【功效】活血化瘀，散结止痛。

【适应证】中晚期癌症所引发的中度以上疼痛者（瘀血内阻）。症见：以胀痛、刺痛为主，痛有定处，时有瘀斑，纳少便溏，舌质暗红可有瘀斑，苔薄白，脉细涩。

【疗效】本方治疗 60 例中，治疗后疼痛完全缓解 3 例，治疗后疼痛较前明显减轻 36 例，治疗后疼痛较前减轻 19 例，治疗后疼痛较前无缓解 2 例，总有效率 96.67%。

【来源】乔新梅，赵金岭. 血府逐瘀汤治疗瘀血内阻型癌症性疼痛患者 60 例. 光明中医，2012，27（10）：2016－2017

# 第二节　癌症的并发症

癌症的并发症是指由癌症本身进展和在诊疗过程中出现的心血管、消化、泌尿、神经、血液系统和运动系统的并发症。主要分为两类：一类是癌症进展，也就是癌症的侵袭、转移而导致的并发症，包括疼痛、肠梗阻、恶病质、恶性的胸腔积液与腹腔积液等；另一类是癌症的治疗所导致的并发症，癌症化疗后的恶心、呕吐、呃逆、腹泻等消化道的反应，骨髓抑制后的贫血，放疗所引起局部的发热、疼痛等。综合临床上所见的癌症并发症，最常见的主要包括发热、恶心呕吐、呃逆、恶性胸腹水、腹泻、肠梗阻、贫血、汗证等。

## 一、癌性发热

　　癌性发热是指癌症患者在排除感染、抗生素治疗无效的情况下出现的直接与癌症有关的非感染性发热和患者在肿瘤发展过程中因治疗而引起的发热。癌症发热即使高热有时也无特别异常的化验检查结果，发热持续时间较长。发热时轻时重，每天至少有一次超过 37.8℃，持续时间可达数周以上，伴有感染时可出现连续高热，感染消除后仍会持续发热。发热是恶性肿瘤患者常见的症状，约 2/3 的肿瘤患者病程中伴有发热，而直接与肿瘤有关的发热（即癌性发热）约占恶性肿瘤发热的 40%。

　　本病的诊断要点是：①有癌症病史。②体温一般在 37.5℃～38℃ 之间，不会觉得冷，而会觉得很热。③癌症发热，即使高热，有时也无特别的化验检查结果，而大多数疾病的发热均伴有白细胞升高和血沉加快。④癌症发热时应用抗生素和抗过敏药物无明显作用，但应用抗癌药物后可退热。⑤在不少时候，癌症发热常为首发症状，其后才出现肿瘤增大。

　　癌性发热属于中医学"内伤发热"范畴。多由于恶性肿瘤引起气血脏腑虚损或阴阳失调、痰瘀湿毒、蕴久化热或因化、放疗后，火热毒邪积聚，耗气伤阴，元气亏损所致，属本虚标实之证。其病机主要为气、血、阴、阳亏虚，以及气、血、湿等郁结壅遏，病位可在肺、肝、肾，常累及心、脾、骨髓等，按不同的证型进行辨证论治。阴虚发热，治宜滋阴清热；血虚发热，治宜益气养阴；气虚发热，治宜益气健脾，甘温除热；阳虚发热，治宜温补阳气，引火归元；气郁发热，治宜疏肝理气，解郁泻热；痰湿郁热，治宜燥湿化痰，清热和中；血瘀发热，治宜活血化瘀。

### ❁ 固本退热汤

　　石膏 40g　太子参 30g　芦根 15g　天花粉 15g　地骨皮 12g　枳壳 12g　麦芽 12g　知母 10g　银柴胡 10g　苍术 10g　甘草 6g

【用法】水煎服，每天 2 次（早晚各 1 次），每日 1 剂，7 天为 1 个疗程。

【功效】滋阴生津，解毒透热。

【适应证】**癌性发热（阴虚发热型）**。症见：低热缠绵不退，午后至夜间加重，患者多伴有乏力不适、手足心灼热、颧红、咽干舌燥、心烦盗汗、咳吐少量黏痰、小便短赤、舌质红或有裂纹、舌苔薄黄或光剥无苔、脉细数。

【临证加减】大便秘结加大黄 6g（后下）；寒热往来、胸胁苦满、口苦甚去银柴胡加柴胡、黄芩各 10g；黄疸加茵陈 15g、栀子 10g、金钱草 18g；小便黄短加白茅根 30g；盗汗加浮小麦 30g、山茱萸 10g；乏力、倦怠、气短加黄芪 30g。

【疗效】治疗 30 例患者中，临床治愈（服药后 24 小时内体温恢复正常，3 天内症状消失）15 例；显效（服药后体温在 24 小时内下降，在 48 小时内体温降至正常，症状基本消失）6 例；有效（服药后 72 小时内退热至正常，症状部分消失）5 例；无效（服药后 72 小时体温下降，症状无改善）4 例。总有效率 86.7%。

【来源】余守雅 . 固本退热汤治疗恶性肿瘤发热 30 例 . 陕西中医杂志，2010，31（8）：1021 – 1022

## 🪷 降温汤

柴胡 15g　半夏 15g　党参 15g　茯苓 15g　白术 15g　黄芩 10g
陈皮 10g　当归 10g　黄芪 30g　白花蛇舌草 30g　半枝莲 30g　甘草 6g

【用法】水煎温服，煎取 400ml，每次 200ml，煎法同前，每日 1 剂，每日 2 次，1 周为一疗程。体温超过 39℃时，临时给予阿司匹林降温。

【功效】益气养血，健脾和胃。

【适应证】**癌性发热（气虚发热型）**。症见：体温时高时低，或低热不退，并伴有浑身乏力、困倦懒言、面色萎黄、心悸气短、纳差便溏、出虚汗、易患感冒、舌质胖嫩有齿痕，脉沉细无力。

【临证加减】气虚者重用黄芪 40～60g；血虚者加熟地黄、阿胶、枸杞子各 15g；阴虚者，加麦门冬、生地黄、玄参、女贞子各 15g；阳虚者者，加附子、肉桂各 10g。

【疗效】本方治疗 60 例，显效（1 个疗程内体温恢复正常）40 例，有效（2 个疗程体温恢复正常）17 例，无效（体温下降不足 1℃或需要其他方式治疗者）3 例，总有效率95%。退热时间 1～9 天，平均5.5 天。

【来源】徐晓东，燕丽萍，杨守光. 降温汤治疗晚期恶性肿瘤发热. 山西中医杂志，2008，24（6）：60

## 青蒿知母汤

青蒿 18g　知母 18g

【用法】水煎服，每天 2 次（早晚各 1 次），每日 1 剂，连续服用 14～28 天。

【功效】滋阴，清热。

【适应证】**血液系统恶性肿瘤长期发热者（阴虚发热型）**。症见：低热缠绵不退，午后至夜间加重，患者多伴有乏力不适、手足心灼热、颧红、咽干舌燥、心烦盗汗、咳吐少量黏痰、小便短赤、舌质红或有裂纹、舌苔薄黄或光剥无苔、脉细数。

【疗效】本方治疗 34 例中，患者服药 2 天后显效（体温降至正常）22 例；有效（体温较前有所下降，但没有降至正常）8 例；无效（体温同服药前或有所升高）4 例，总有效率88.2%。患者服药 5 天后，显效 30 例，有效 3 例，无效 2 例，总有效率97%。

【来源】李晓东，孙静，栾祖鹏. 青蒿知母汤治疗恶性肿瘤长期发热 34 例. 中医研究，2005，18（6）：46－47

## 白蒿清热汤

白花蛇舌草 45g　青蒿 15g　金银花 24g　柴胡 15g　羚羊角粉（冲）1g　栀子 10g　生甘草 6g　制大黄 6g

【用法】水煎服，每天 2 次（早晚各 1 次），每日 1 剂，连服 3 天。

【功效】疏导积滞，清热解毒，凉血。

【适应证】**恶性肿瘤长期发热（蕴毒化火型）**。症见：恶寒，浑身疼痛，神昏谵语，无汗或汗出不畅，口渴，便秘尿黄，舌红绛苔黄黑，脉数。

【临证加减】偏气虚者，加黄精 15g、黄芪 15g、人参 10g；血虚者，加当归 15g、赤芍 15g、川芎 15g、熟地黄 15g；阴虚加龟板 15g、麦门冬 15g；湿热者，加藿香 10g、虎杖 10g、茵陈 15g；痰热者，加瓜蒌 15g、浙贝母 15g、天竺黄 10g；瘀热者，加紫草 10g、赤芍 10g、三七 10g；毒火热盛者，加生地黄 15g、连翘 15g、赤芍 15g。也可在辨证的基础上结合辨病酌选相应药，如肺癌可加黄芩，淋巴癌可加夏枯草，直肠癌加苦参等。

【疗效】本方治疗 42 例中，体温降至 37℃ 以下 17 例，37.5℃～38℃ 21 例，无效 3 例，有效率达 91%。

【来源】王建华．中医辨证施治恶性肿瘤 42 例发热的疗效观察．中医中药，2006，3（24）

## 🪷 竹叶石膏汤

竹叶 15g　生石膏 30g　太子参 15g　麦门冬 15g　半夏 10g　甘草 5g　白花蛇舌草 15g　半枝莲 15g

【用法】每日 1 剂，水煎 100ml，煎法同前，三餐前口服。

【功效】清热生津，益气和胃。

【适应证】**恶性肿瘤发热（气阴两虚型）**。症见：面色无华，神疲乏力，食少纳呆，虚烦不寐，口干口渴，气短，舌红，少苔或无苔，脉细数。

【临证加减】若津伤重者加石斛 15g、天花粉 15g、玉竹 15g 等养阴生津药；若伴身目黄染者，加茵陈 30g、栀子 15g、大黄 10g 等利胆退黄之品；若气虚甚者，加黄芪 30g 等益气之品；若阴虚内热明显加青蒿 30g、鳖甲 15g 等养阴透热药物。

【疗效】本方治疗 30 例中，显效 7 例，有效 18 例，无效 5 例，总有效率 83.33%，平均退热时间 7.25 天。

【来源】胡中华，张宁苏．竹叶石膏汤治疗气阴两虚型恶性肿瘤发热患者 46 例．光明中医，2011，26（4）：726–727

## 二、癌性恶心呕吐

恶心、呕吐是由于胃失和降，气逆于上所引起的病证，它是任何病变有损于胃，皆可发生的一个症状，但恶心、呕吐作为恶性肿瘤的并发症或伴随症状，常见的有消化道肿瘤，颅内占位疾病，肿瘤患者放化疗时，常引起恶心呕吐，轻者以恶心为主，重时产生呕吐，食欲大减，营养不良，机体免疫力低下，加重恶液质，威胁患者的生命。

本病的诊断要点是：①有癌症病史。②胃镜检查常可发现胃内占位性病变，更多的是一个非萎缩性胃炎。③常由于肿瘤治疗过程中的放疗、化疗所致，尤其是化疗。④有时是消化道肿瘤的首发症状。

恶心、呕吐属于中医学"呕吐"、"痞满""嘈杂""胃痛""反胃"等范畴，按不同的证型进行辨证论治。外邪犯胃，治宜疏邪解表，化浊和中；食滞内停，治宜消食化积，和胃降逆；痰饮内阻，治宜温中化饮，和胃降逆；肝气犯胃，治宜疏肝理气，和胃降逆。脾胃气虚，治宜健脾益气，和胃降逆；脾胃阳虚，治宜温中健脾，和胃降逆；胃阴不足，治宜滋养胃阴，降逆止呕。但肿瘤患者的恶心、呕吐多为虚实夹杂。

## 藿朴夏苓汤

藿香 12g　厚朴 10g　半夏 10g　茯苓 12g　薏苡仁 30g　白寇仁 9g
猪苓 12g　陈皮 12g　竹茹 10g　滑石 20g　生姜 6g

**【用法】** 水煎服，每天 2 次（早晚各 1 次），每日 1 剂。

**【功效】** 祛湿健脾，化气利水。

**【适应证】** **妇科恶性肿瘤化疗后恶心呕吐（脾胃阳虚型）**。症见：面色白，怠倦无力，喜暖恶寒，四肢不温，口干而不欲饮，大便溏薄，舌质淡，脉濡弱。

**【疗效】** 本方治疗治疗 40 例，显效 31 例，有效 5 例，无效 4 例，总有效率 90%。

**【来源】** 刘庆红. 中药治疗化疗后恶心呕吐 40 例临床观察. 菏泽医学专报，2002，14（2）：70－71

## 四君子汤加味

人参 15g　白术 10g　茯苓 10g　制半夏 10g　生姜 10g　代赭石
10g　炙甘草 10g　炒麦芽 15g　炒神曲 15g　鸡内金 10g　天门冬 10g

**【用法】** 水煎服，每天 2 次（早晚各 1 次），每日 1 剂，21 天为一疗程。

**【功效】** 健脾和中，降逆止呕。

**【适应证】** **恶性肿瘤化疗过程中伴发恶心呕吐（脾胃气虚型）**。症见：脘部痞闷，大便不畅，舌苔白滑，脉细弦。

**【临证加减】** 痰饮内阻者，加半夏 5g、陈皮 15g；肝气犯胃者，加木香、厚朴、竹茹各 10g；脾胃虚寒乾，加干姜、吴茱萸各 10g；胃阴不足者，加麦门冬、石斛各 10g。

【疗效】本方治疗 32 例中，完全缓解（症状消失）6 例；部分缓解（症状减轻但不消失）21 例；无变化（症状无改善）4 例；进展（症状加重）1 例，总有效率为 84.4%，所有患者均治疗 1 个疗程。

【来源】宋昱颖．中药治疗恶性肿瘤化疗伴发恶心呕吐 32 例．辽宁中医杂志，2002，29（4）：221

## ❀ 芪参养阴散结汤

黄芪 30g　西洋参 15g　生山药 30g　炒白术 15g　当归 10g　灵芝 10g　丹参 30g　生地黄 10g　五味子 10g　百合 10g　三七粉 6g　白花蛇舌草 30g　半枝莲 30g　蒲黄 10g　五灵脂 10g　鳖甲 10g　生甘草 10g

【用法】水煎服，每天 2 次（早晚各 1 次），每日 1 剂。根据患者进食情况可分 3 次或数次服下，症状缓解后，改为每日 2 次，3 个月为 1 个疗程。

【功效】益气养阴，破瘀散结。

【适应证】**恶性肿瘤放、化疗过程中伴发的恶心呕吐（气阴两虚）**。症见：胃脘胀满、纳呆、饮食无味、厌油腻、腹胀腹泻、贫血，舌质暗红苔薄白，脉细弦。

【临证加减】发热者，加金银花 10g、柴胡 10g、黄芩 10g，去蒲黄、五灵脂。咯血者，加白及 10g、青黛 10g；恶心、呕吐、呃逆频发者，加代赭石 30g、半夏 10g、生姜 10g。

【疗效】本方治疗 40 例中，显效 16 例，有效 18 例，无效 6 例，总有效率为 85%。治疗时间最短为 1 个疗程，最长为 5 个疗程。

【来源】张志丽．中药治疗恶性肿瘤放、化疗引起的副反应疗效观察．中国民间疗法，2007，15（12）

## ❀ 小半夏汤加减

半夏（姜制）10g　干姜 10g　茯苓 15g　白术 15g　党参 15g　竹茹 10g　陈皮 6g　黄连 3g　北沙参 15g　麦门冬 15g

【用法】水煎服，每天 2 次（早晚各 1 次），每日 1 剂。

【功效】健脾益气，和胃降逆。

【适应证】化疗过程中出现明显的恶心、呕吐反应（脾胃气虚型）。症见：脘部痞闷，大便不畅，舌苔白滑，脉细弦。

【疗效】本方治疗 37 例，显效（化疗全程中均无恶心呕吐）23 例；有效（有轻度恶心感，24 小时内恶心呕吐 15 次）12 例；无效（有显著恶心感，24 小时内呕吐 5 次以上）2 例；总有效率为 94.6%。

【来源】钱亚玲. 复方半夏口服液抗化疗所致呕吐. 湖北中医杂志，2000，22（9）：38

## 加味二陈汤

陈皮 6g　法半夏 15g　党参 20g　茯苓 15g　甘草 6g　北沙参 15g　麦门冬 15g　砂仁 10g（后下）　白术 10g　鸡内金 15g

【用法】先用水 500ml 浸泡 0.5 小时，然后用武火煎至沸腾，再用文火煎约 40 分钟，浓缩为 200ml 左右。再煎 2 次，每次加水 250ml，煎至 100ml 左右。最后将 3 次汤液混合均匀，共约 400ml。每日 1 剂，分 2 次服，每次约 100ml，每日 1 剂，连服 7 天，化疗当天开始服用。

【功效】益气和胃，降逆止呕。

【适应证】各种肿瘤术后化疗期间出现的恶心呕吐（脾胃气虚型）。症见：神疲乏力、饮食不入、面色萎黄，舌质暗红苔薄或无苔，脉细弦。

【临证加减】有脾胃虚寒，症见脘腹喜温喜按，面色㿠白，神情疲惫者，加干姜 10g；若见频频呕吐清水痰涎，兼见头眩、心悸、苔白滑、脉细弦滑者，加干姜 10g、桂枝 10g；若见呕吐清稀涎沫不止，兼见畏寒、巅顶痛者，加吴茱萸 8g、生姜 10g；症见干呕或呕吐，心下满闷不舒，伴倦怠乏力、口苦、口干、口淡、不思饮食者，加黄连 5g、黄芩 10g。

【疗效】本方治疗 50 例中，显效 18 例，有效 30 例，无效 2 例，总有效率 96.0%。

【来源】谢独，李翎，蒋梅，等. 益气和胃法防治肿瘤化疗后恶心呕吐的临床观察. 中医临床研究，2010，2（10）：26－27

## 健脾补肾汤

黄芪 30g　党参 15g　白术 15g　茯苓 15g　菟丝子 15g　女贞子 15g　枸杞 15g　何首乌 15g　陈皮 12g　砂仁 6g（后下）　竹茹 9g　炙甘草 6g

【用法】水煎服，每天 3 次，每日 1 剂，用至化疗结束后 1 天。

【功效】健脾补肾，益气养血，和胃止呕。

【适应证】**化疗致恶心、呕吐（脾肾两虚型）**。症见：神疲乏力、头晕，舌质淡，脉细弱。

【疗效】本方治疗 58 例，有效 27 例，部分有效 25 例，无效 6 例，总有效率 89.7%。

【来源】付玉兰，雷成阳. 健脾补肾汤防治化疗胃肠道反应的临床观察. 中国中医药信息杂志，2000，7（9）：53

## 三、癌性顽固性呃逆

中医学认为呃逆是气逆上冲于喉间呃逆连声，声短而频，而人不能自制为主症。由胃气上逆动膈而成，病因有寒气蕴蓄，燥热内盛，气郁痰阻及气血亏虚等，此外，肺气失于宣通在发病过程中也起一定的作用。西医认为是膈肌痉挛所致。

本病的诊断要点是：①有癌症病史。②常由于肿瘤治疗过程中的放疗、化疗所致，尤其是化疗引起。③胃镜或是消化道钡餐的检查可无异常变化。

恶性肿瘤合并顽固性呃逆的病机是脾气虚弱，失其健运，湿痰中阻，胃失和降，浊气上逆。常见的证型有：胃中寒冷证、胃火上逆证、气机郁滞证、脾胃阳虚证、胃阴不足证。其基本的治法为理气和胃、降逆止呃，但需要分清寒热虚实，分别施以祛寒、清热、补虚、泻实之法。

## 丁香柿蒂汤

丁香 10g　柿蒂 10g　人参 10g　代赭石 30g　旋覆花 10g　法半夏 10g　炙甘草 10g

【用法】水煎服，每天 2 次（早晚各 1 次），每日 1 剂，3 剂为 1 个疗程。

【功效】温中散寒，益气和胃，止呃。

【适应证】**恶性肿瘤合并顽固性呃逆（胃中寒冷证）**。症见：进食减少，喜食热饮，口淡不渴，舌苔白润，脉迟缓。

【临证加减】呕吐重者，加竹茹 10g，食欲不振者，加焦山楂、神曲、焦麦芽各 10g；胃寒重者，加干姜 10g；便干者；加大黄 6g（后下）；阴虚者，加麦门冬 10g；伴大便燥结者，加火麻仁 20g；伴头痛者，加川芎 10g、白芷 10g。

【疗效】本方治疗 32 例中，治愈 28 例，好转 2 例，无效 2 例，总有效率 93.8%。

【来源】王海峰. 丁香柿蒂汤治疗肿瘤合并顽固性呃逆 32 例临床观察. 肿瘤防治杂志，2004，4（11）：444

## 四君子汤合旋覆代赭汤

党参 24g　炒白术 12g　茯苓 12g　旋覆花（包煎）15g　代赭石（先煎）40g　制半夏 10g　竹茹 12g　柿蒂 6g　白芍药 30g　生甘草 6g

【用法】水煎服，每天 2 次（早晚各 1 次），每日 1 剂，连服 3 剂。

【功效】益气健脾，化痰降逆。

【适应证】**恶性肿瘤合并顽固性呃逆（脾胃阳虚证）**。症见：气不得续，泛吐清水，脘腹不舒，喜温喜按，面色㿠白，手足不温食少乏力，大便溏薄，舌质淡，苔薄白，脉细弱。

【疗效】本方治疗 58 例中，治愈 52 例，好转 4 例，无效 2 例，总有效率 96.6%。

【来源】田国防，段仁慧，张桂芳，等. 中西医结合治疗恶性肿瘤合并顽固性呃逆 58 例临床观察. 河北中医，2002，24（7）：537

## 复方蚯蝎散

宁夏密点麻蜥　黄芪　当归　白术　芍药　山药　桂枝　半枝莲　柴胡　枳壳　升麻　旋覆花　代赭石　厚朴　丹参　白及　三七粉　珍珠粉　甘草

【用法】上药各等份经粉碎分别过 80 目筛和 100 目筛后，按 1∶1 等量混合，装瓶，钴 60 消毒后备用。服药方法每次 6g，每日 3 次，配纯藕粉 2g 用滚开水调成糊状，饭后 2 小时服用。服药后 1.5～2 小时内勿饮水或进食；治疗期间饮食以清淡易消化食物为主，禁食辛辣油腻和煎炸食物，保持心情愉快。

【功效】 益气养阴活血，调理脾胃，降逆止呃。

【适应证】 **胃癌、肺癌、乳腺癌、直肠癌、结肠癌化疗后出现顽固性呃逆经用一般镇静剂及解痉剂等药物治疗无效（胃阴不足证兼有脾胃虚）。**症见：口干咽燥，烦躁不安，乏力，不思饮食，或食后饱胀，大便干结，舌质红，苔少而干，脉细数。

【疗效】 本方治疗 46 例中，痊愈（呃逆消失，愈后 3 周内随访无复发）35 例；显效（呃逆消失，愈后 3 周内随访偶有复发，但不需治疗可自愈）7 例；有效（呃逆持续时间及发作次数明显减少）3 例；无效（治疗前后呃逆发作次数无明显减少）1 例；总有效率为 97.8%。

【来源】 肖清燕，朱西杰，王延丽，等．复方蜥蜴散治疗恶性瘤放化疗后顽固性呃逆 46 例．长春中医药大学学报，2012，28（3）：474－475

## 🌸 旋覆代赭汤加味

旋覆花 10g　代赭石 30g　半夏 12g　甘草 6g　生姜 3 片　柿蒂 30g　麦门冬 12g　黄芪 30g　太子参 30g

【用法】 头煎加水约 500ml，先泡 20 分钟，武火煮沸后，改小火再煮沸 30 分钟，取液约 200ml；二煎，加水约 400ml，武火煮沸后，改小火再煮沸 30 分钟，取液约 200ml；两煎药汁混合，少量多次频服，每日 1 剂，5 天为一疗程。

【功效】 平肝降逆，补气益阴，燥湿化痰，镇逆止呃。

【适应证】 **恶性肿瘤并顽固性呃逆（胃火上逆夹痰）。**症见：口臭烦渴，多喜冷饮，脘腹满闷，大便秘结，小便短赤，苔黄厚腻，脉滑数。

【临证加减】 口干者，加芦根 15g，咳嗽者，加枇杷叶 12g，胃脘痛者，加砂仁 6g，纳差者，加白术 10g、麦芽 12g。

【疗效】 本方治疗的 29 例中，显效（治疗后 1～8 小时呃逆停止，不再出现症状）14 例；有效（治疗后 8～12 小时呃逆停止，间歇 12～24 小时后，症状又出现，需要继续服药治疗）11 例；无效（治疗呃逆症状不能控制）4 例；总有效率 86.21%。

【来源】黄智芬，黎汉忠，谭志强，等．旋覆代赭汤加味治疗晚期恶性肿瘤并顽固性呃逆的近期疗效．

## 四、癌性胸腹水

癌性胸腹水，也叫恶性胸腹腔积液，是中晚期癌症常见的并发症之一，也是部分患者的主要临床症状或体征，严重的胸、腹水甚至可危及生命。

常见症状：呼吸困难、胸痛、胸闷、气喘、咳嗽、血痰、体重下降、厌食、不适等，少数患者起初无症状。

本病的诊断要点是：①有癌症病史。②常见于年老体虚的晚期肿瘤患者。③胸片和腹部的 CT 等检查发现胸部或腹部有积液等。

### 消水方

黄芪 60g　当归 30g　茯苓 15g　白术 30g　干姜 20g　附子 5g　槟榔 20g　大腹皮 15g　泽泻 15g　猪苓 15g　桂枝 10g　苦参 20g　白花蛇舌草 30g　杜仲 15g　牛膝 15g

【用法】水煎服，每天 2 次，每日 1 剂，15 天为 1 个疗程。

【功效】温补脾肾，健脾利湿。

【适应证】**癌性腹水（脾肾阳虚型）**。症见：腹大胀满，形似蛙腹，面色萎黄，脘闷纳呆，神倦怯寒，肢冷浮肿，小便短小不利，舌体胖，质紫，苔淡白，脉沉细无力。

【疗效】本方治疗的 50 例中，显效 20 例，有效 25 例，无效 5 例，总有效率 90.0%。

【来源】张安东．消水方治疗癌性腹水的临床观察．湖北中医杂志，2011，33（2）：39

### 益气利水方

人参 30g　黄芪 30g　泽泻 30g　猪苓 30g　半枝莲 30g　大腹皮 30g　白术 15g　枳实 15g　厚朴 15g　茯苓 20g　三棱 10g　莪术 10g

【用法】水煎服，每天 2 次，每日 1 剂，连服 1 个月。

【功效】健脾益气，利水消胀。

【适应证】晚期消化道肿瘤所致的腹水（脾虚水盛型）。症见：腹大胀满，形似蛙腹，面色萎黄，脘闷纳呆，神倦怯寒，肢冷浮肿，小便短小不利，舌体胖，质紫，苔淡白，脉沉细无力。

【疗效】本方治疗35例中，完全缓解（渗出液消失，癌细胞阴性，持续4周以上）6例；部分缓解（渗出液显著减少，癌细胞阴性，持续4周以上）18例；无变化（未达到以上指标）11例，总有效率68.6%。

【来源】肖敏伟，段萍. 腹腔内用药加口服中药治疗癌性腹水的临床观察. 四川中医，2004，22（9）：47－48

## 🌸 扶正方

黄芪40g　当归12g　白术15g　党参30g　茯苓30g　女贞子30g　杜仲30g　桑寄生30g　何首乌30g　菟丝子30g　甘草6g

【用法】水煎服，每日1剂。

【功效】温补脾肾，化水行气。

【适应证】癌性胸腹水（脾肾阳虚型）。症见：腹大胀满，形似蛙腹，面色萎黄，脘闷纳呆，神倦怯寒，肢冷浮肿，小便短小不利，舌体胖，质紫，苔淡白，脉沉细无力。

【临证加减】胸水加葶苈子、龙葵各20g，腹水加泽泻、汉防己各20g，热象明显者加牡丹皮15g。

【疗效】本方治疗的26例中，完全缓解9例，部分缓解14例，好转2例，无效1例，总有效率96.2%。其中最快的2次化疗胸腹水即完全消退，缓解时间最长的已达16个月。

【来源】付存襄，刘华. 中西医结合治疗癌性胸腹水26例. 陕西中医，1999，20（10）：454

## 五、癌性肠梗阻

癌性肠梗阻，又称恶性肠梗阻。是指原发性或转移性恶性肿瘤造成的肠道梗阻，是晚期癌症患者的常见并发症。

本病的诊断要点是：①癌症病史。②常有典型的慢性结肠梗阻表现，如便秘、腹泻、脓血便、大便习惯和形状改变等；③X线平片：大肠胀气胃泡影增大而较少液平面肠曲呈连续性排列，腹膜外脂肪线消失；④如果是绞窄性梗阻常会有血常规的异常和电解质紊乱。

　　癌性肠梗阻属中医学"关格"、"肠结""便秘"等范畴。其病位在肠，属腑，由于各种因素导致肠腑气机阻滞，气血不畅，瘀毒交阻，水谷通道闭塞，进而产生梗阻表现。常见的证型有气滞血瘀型、湿热阻滞型、瘀毒阻滞型等，依据"六腑以通为用"的理论，一般采用通里攻下、行气活血，破瘀散结、泻下通利等治法。

## 🌸 理气通腑方

　　　生大黄（后下）9g　枳实30g　厚朴30g　大腹皮30g　青皮10g　木香10g　白芍18g　龙葵30g　土茯苓30g

【用法】加水约500ml，先泡20分钟，武火煮沸后，改小火再煮沸30分钟，浓煎至300~400ml，每日1剂，分2次保留灌肠，保留0.5~1小时。

【功效】清利湿热，通腑止痛。

【适应证】**癌性肠梗阻（湿热阻滞型）**。症见：恶心、呕吐，大便不解，腹胀，舌淡苔白、脉细弦。

【临证加减】热毒盛者，加败酱草30g、重楼30g；血瘀盛者，加红花10g、赤芍15g。

【疗效】本方治疗的16例中，治愈8例，好转7例，无效1例，总有效率93.75%。

　　疗效标准：治愈：腹胀、腹痛、呕吐消失，胃肠功能恢复、进食半流饮食后无复发，X线未见梗阻征象；好转：症状、体征明显减轻，胃肠功能部分恢复，X线见梗阻以上二肠袢扩张明显缩小；无效：症状、体征未见改善，甚至加重，X线检查仍见气液平面、肠腔积气、肠管扩张。

【来源】王丹，秦志丰，施俊，等．理气通腑方灌肠治疗癌性肠梗阻临床观察．中国中医药信息杂志，2010，17（3）：59-60

## 🌸 红藤散结汤

　　　红藤60g　大腹皮60g　大黄15g　厚朴20g　八月札30g　枳实20g　土茯苓60g　白芍30g　牡丹皮12g　赤芍15g

【用法】浓煎取汁120ml，注入一次性塑瓶灌肠筒，悬挂于输液架上，插入一次性输液器，撤掉过滤器，连接一次性吸痰管，润滑吸痰管，嘱患者深吸气，从肛门插入深度达 30～35cm 时，固定吸痰管，调节肛滴液滴数，使肛滴液缓缓流入肠腔，时间一般约 30～40 分钟。

【功效】行气解毒，化瘀散结。

【适应证】**癌性肠梗阻（瘀毒阻滞型）**。症见：腹痛、腹胀、呕吐、便闭，舌淡苔白、脉细弦。

【疗效】本方治疗的 58 例中，临床显效 46 例，好转 8 例，无效 3 例，死亡 1 例，总有效率占 93.1%。

【来源】潘迎英. 中药肛滴治疗癌性肠梗阻 58 例. 中医研究，2008，21（11）：42－43

## 大承气汤加减

生大黄 10g　厚朴 10g　枳实 10g　红藤 30g　全瓜蒌 30g　莱菔子 30g　八月札 30g　大腹皮 30g　赤石脂 30g　白芍 30g

【用法】加水浓煎至 150ml，冷却至 39℃～41℃后放入灌肠袋中，将灌肠袋与胃十二指肠管和输液器相连接，用石蜡油将待插的胃十二指肠管润滑后，经肛门插入至少 40cm，打开输液器开关，调节滴速至 30～40 滴/分钟，缓慢滴注。中药滴完后，患者尽量少活动以免药液排出，使药液尽可能吸收。1 天 1 次，1 周为 1 个疗程。

【功效】理气通腑，解毒散结。

【适应证】**癌性不完全性肠梗阻（气滞型）**。症见：腹痛、腹胀、呕吐、便闭，舌暗红苔白、脉细弦。

【疗效】本方治疗的 28 例中，完全缓解 10 例，有效 12 例，无效 6 例，总有效率 78.6%。

【来源】田义洲. 中药肛滴治疗癌性不完全性肠梗阻疗效观察. 浙江中西医结合杂志，2008，12（12）：889－890

## 六磨汤加味

乌药 10g　木香 18g　槟榔 20g　枳实 15g　沉香 5g（冲服）　生大黄 10g　泽漆 30g　莪术 30g

【用法】加水约500ml，先泡20分钟，武火煮沸后，改小火再煮沸30分钟，浓煎至300~400ml，每日1剂，分2次保留灌肠，保留0.5~1小时。

【功效】理气通腑，解毒散结。

【适应证】**晚期肿瘤性肠梗阻（气滞型）**。症见：腹痛、腹胀、呕吐、便闭，舌暗红苔白、脉细弦。

【疗效】本方治疗的25例中，治愈15例，好转6例，无效4例，总有效率84.0%。

【来源】张雨，于一江，陈爱飞. 六磨汤加味灌肠联合奥曲肽治疗晚期肿瘤性肠梗阻25例临床观察. 江苏中医药，2010，42（10）：44-45

# 六、癌性贫血

癌性贫血，全称为癌症及治疗相关性贫血，是癌症本身或癌症相关治疗（主要是放、化疗）引起的一种常见临床症状。多见于晚期癌症患者。

本病的诊断要点是：①癌症病史。②常有典型的贫血表现，头晕、面色白，乏力、失眠多梦等；③血常规检查常有白细胞、红细胞、血红蛋白或血小板数量的异常。外周血涂片可观察红细胞、白细胞、血小板数量或形态改变。

癌性贫血属于中医学"血虚证""血枯""血劳"等范畴。其发病与脾肾密切相关，脾肾亏虚、气血两亏是癌性贫血的根本病机，本虚标实贯穿于疾病的全过程。癌性贫血临床以面色不荣、头晕乏力、少气懒言、纳差等为主要症状，病位在脾、肾、肝等。因脾为后天之本主运化，统血，为气血生化之源。脾虚则运化失权，生化乏源。贫血的治疗，遵《内经》"虚则补之""劳则温之""损者益之""形不足者温之以气，精不足者补之以味"等治疗原则，或补益气血，或温补脾肾。血虚为主者，多以补益气血为主治疗，以气虚为主者，以补气行气为主治疗。

## 🪷 归脾汤

白术15g　茯神12g　龙眼肉12g　黄芪12g　酸枣仁12g　人参9g　木香9g　炙甘草5g　远志肉8g　当归10g　生姜5片　大枣2枚

【用法】水煎，每日1剂，每天早晚分服，连服20天。

【功效】补血益气，健脾养心。

【适应证】**恶性肿瘤化疗伴发的贫血（心脾、气血两虚证）**。症见：心悸，健忘失眠，盗汗虚热，体乏食少，面色萎黄，舌淡，舌苔薄白，脉细弱。

【临证加减】苔腻、脉滑湿重者，加白豆蔻 10g、藿香 10g；苔黄、脉数挟热者，加连翘 15g、黄芩 9g；口淡、腹冷有寒象者，加吴茱萸 5g、附子 12g。

【疗效】本方治疗 30 例中，显效 9 例，有效 12 例，无效 9 例，总有效率 70%。

【来源】韩照予，周宜强. 归脾汤对恶性肿瘤化疗伴发贫血及提高生活质量的临床观察. 中医临床研究，2010，2（18）：48－49

## ❀ 圣愈汤

熟地黄 20g　白芍药 15g　当归 15g　川芎 8g　党参 20g　黄芪 18g

【用法】水煎，每日 1 剂，每天早晚分服。

【功效】益气养血，补血和血。

【适应证】**恶性肿瘤化疗伴发的贫血（气血两虚型）**。症见：体乏食少，神疲，面色萎黄，舌淡，舌苔薄白，脉细弱。

【疗效】本方治疗的 21 例中，有效 16 例，无效 5 例，总有效率 76.20%。治疗后，血红蛋白升高≥15g/L 或血红蛋白≥120g/L 且无输血者为有效。

【来源】乔小燕，杨树明，蔡焦生. 圣愈汤治疗恶性肿瘤化疗后贫血的临床观察. 光明中医，2010，25（8）：1423－1424

## ❀ 十全大补方加减

党参 15g　生白术 15g　茯苓 15g　甘草 6g　熟地黄 20g　白芍 15g
当归 10g　生黄芪 30g　肉桂 3g　砂仁 10g　鸡内金 15g　焦三仙 30g

【用法】水煎，每日 1 剂，每天早晚分服，连续服用 21 天。

【功效】健脾益肾，益气养血。

【适应证】**恶性肿瘤化疗伴发的贫血（气血亏虚型）**。症见：体乏食少，神疲，面色萎黄，舌淡，舌苔薄白，脉细弱。

【疗效】本方治疗 50 例中，显效 0 例，有效 45 例，无效 5 例，总有效率 90%。

【来源】王福庆. 十全大补方加减治疗癌性贫血临床观察. 北京中医药, 2012, 31 (8): 598 – 599

## 🪷 八珍汤

熟地黄 15g　当归 15g　白芍 12g　川芎 10g　党参 15g　白茯苓 15g　白术 15g　炙甘草 10g

【用法】水煎, 每日 1 剂, 每天早晚分服。

【功效】健脾益肾, 补气生血。

【适应证】**恶性肿瘤化疗伴发的贫血 (气血亏虚型)**。症见: 体乏食少, 神疲, 面色萎黄, 舌淡, 舌苔薄白, 脉细弱。

【疗效】本方治疗的 32 例中, 治愈 5 例, 显效 2 例, 有效 19 例, 无效 6 例, 总有效率 81.3%。

【来源】沈先东, 胡顺金, 任克军, 等. 八珍汤治疗肿瘤相关性贫血疗效观察. 中医药临床杂志, 2010, 22 (5): 401 – 403

## 七、癌性汗证

汗证, 是癌症本身或癌症相关治疗 (主要是放、化疗) 引起的一种常见临床症状。

本病的诊断要点是: ①癌症病史。②不因外界环境的影响, 在头面、颈胸、或四肢、全身出汗者, 昼日汗出溱溱, 动则益甚; 或是在睡眠中汗出津津, 醒后汗止。③做血沉、抗 "O"、$T_3$、$T_4$、基础代谢、胸部 X 线、痰涂片等检查无异常时, 排除风湿热、甲状腺功能亢进、肺痨等疾病引起的出汗增多。

癌性汗证属于中医学 "汗证" 范畴, 临床上的癌性汗证多虚实夹杂, 但虚多实少, 辨证按不同的证型论治, 常见证型有肺卫不固、心血不足、阴虚火旺、邪热郁蒸等, 治疗原则上虚证当根据证候的不同而治以益气、养阴、补血、调和营卫; 实证当清热泻热、化湿和营。

## 🪷 止汗汤

黄芪 15g　党参 15g　白术 15g　大枣 18g　白芍 12g　麦门冬 15g　生地黄 12g　熟地黄 12g　煅龙牡各 30g　浮小麦 30g　五味子 6g

【用法】水煎，每日 1 剂，每天早晚分服，连用 14 天。

【功效】益气养阴，收敛止汗。

【适应证】**恶性肿瘤化疗后汗证（心血不足型）**。症见：盗汗，心悸怔忡，失眠多梦，神疲乏力，少气懒言，面色苍白，舌淡苔薄，脉弱或细。

【疗效】本方治疗的 26 例中，痊愈 15 例，好转 8 例，无效 3 例，总有效率为 88.46%。

【来源】杨薇．自拟止汗汤治疗肿瘤化疗后汗证的临床观察．贵阳医学院学报，2011，36（4）：396－397

## 🪷 玉屏风加味

黄芪 15g　白术 10g　党参 30g　防风 10g　荆芥 15g　葛根 15g
柴胡 15g　浮小麦、生牡蛎 10g　炙甘草 10g

【用法】水煎，每日 1 剂，每天分 3 次服，直至自汗、盗汗缓解后停药。

【功效】益气敛汗。

【适应证】**癌性汗证**。

【临证加减】热毒夹湿者，化湿和营、清热解毒，加山栀 10g、车前子 15g、薏苡仁 15g 泽泻 10g；气阴两虚者，固表敛汗、益气养阴，加白芍 15g、太子参 20g、碧桃干 10g、煅牡蛎 20g；营卫失和者，调和营卫，加五味子 10g、太子参 15g；肺卫不固者，调和肺卫、益气固表，加麦门冬、熟地各 15g，阴虚火旺者，重用黄芪 30g、党参 30g；气虚重者，加五味子 10g，太子参 15g。

【疗效】10 例热毒夹湿型痊愈 5 例，4 例显效，1 例无效；18 例气阴两虚型痊愈 7 例，9 例显效，2 例无效；9 型营卫失和型 3 例痊愈，5 例显效，1 例无效；8 例肺卫不固型 3 例痊愈，4 例显效，1 例无效。45 例患者总共有 18 例痊愈，22 例显效，5 例无效，有效人数 40 例，有效率为 88.9%。

【来源】刘莹，胡小梅，毕利萍．传统中药治疗肿瘤化疗后多汗证 45 例疗效观察．中国中医基础医学杂志，2011，17（11）：1281

## 🪷 龙牡止汗汤

龙骨 20g　牡蛎 20g　桑叶 12g　五味子 3~5g　黄芪 30g　糯稻根 10g

【用法】头煎加水约 500ml，先泡 20 分钟，武火煮沸后，改小火再煮沸 30 分钟，取液约 200ml；二煎，加水约 400ml，武火煮沸后，改小火再煮沸 30 分钟，取液约 200ml；两煎药汁混合，每日 1 剂，每天早中晚分服，以 10 天为 1 个疗程。

【功效】益气固表，收涩止汗。

【适应证】**癌性多汗证（气阴两虚型）**。症见：盗汗、自汗，心悸怔忡，失眠多梦，神疲乏力，少气懒言，面色苍白，舌淡苔薄，脉弱或细。

【临证加减】气虚甚者重用黄芪至 60g 加用太子参 30g、黄精 30g；阴虚甚者，重用地黄、麦门冬、石斛、天花粉；汗多者，适当增加龙骨、牡蛎、和五味子用量或加用诃子 10g、五倍子 10g，伴有发热者，加用栀子 15g、金银花 15g、黄芩 10g 等，兼有瘀血者，加桃仁 10g、丹参 30g，血虚明显者，加鸡血藤 30g、当归 10g、大枣 3 枚，兼有表症者，适当加用桂枝 10g、防风 10g、芍药 10g。

【疗效】本方治疗 39 例，治愈 20 例，显效 17 例，无效 2 例，总有效率 94.87%。

【来源】张徽声，倪秀萍．龙牡止汗汤治疗恶性肿瘤患者多汗的临床观察．2009，18（2）：6-7

## 盗汗十味汤

炙黄芪 30g　生牡蛎 30g　糯稻根 20g　当归 10g　赤芍 10g　黄芩 10g　牛膝 10g　五味子 10g　黑豆衣 10g　黄柏 10g　熟地黄 25g

【用法】水煎，每日 1 剂，每天早中晚分服。

【功效】益气固表，清热除湿，活血化瘀，收汗止汗。

【适应证】**癌性盗汗（气血亏虚、痰瘀互结、虚实夹杂）**。症见：心悸怔忡，失眠多梦，神疲乏力，少气懒言，面色苍白，舌质暗红苔薄白或厚腻，脉沉弱或细弦。

【疗效】本方治疗 65 例，治疗 10 天后统计疗效，显效 29 例，有效 32 例，无效 4 例，总有效率 93.8%。

显效：盗汗停止，治疗结束 1 周后无复发；有效：盗汗停止，治疗结束 1 周后复发，但盗汗减少；无效：盗汗未停止。

【来源】罗继跃．盗汗十味汤治疗恶性肿瘤盗汗 65 例．实用中医药杂志，2003，19

(3)：123

## 加味生脉散合牡蛎散

党参 20g　五味子 10g　麦门冬 12g　黄芪 30g　浮小麦 30g　麻黄根 9g　白芍 18g　山茱萸 10g　地骨皮 12g

【用法】水煎，每日 1 剂，每天早晚分服，7 天为 1 个疗程。

【功效】益气固本，收敛止汗。

【适应证】**恶性肿瘤化疗后自汗、盗汗者（气血亏虚型）**。症见：心悸怔忡，失眠多梦，神疲乏力，少气懒言，面色苍白，舌质暗红苔薄白或厚腻，脉沉弱或细弦。

【临证加减】脾虚者，加白术 12g、麦芽 15g；血虚者，加鸡血藤 30g、黄精 18g；阴虚者，加石斛 12g、生地黄 15g；心悸、失眠者，加酸枣仁 15g、夜交藤 30g；低热者，加银柴胡 9g、知母 10g；发热者，加石膏 30g、柴胡 10g；便秘者，加大黄 6～9g；便溏者，加薏苡仁 30g、苍术 12g；腹胀者，加木香 9g（后下）、枳壳 12g；恶心呕吐者，加半夏 12g、竹茹 6g；阳虚怕冷者，加熟附子 9g。

【疗效】本方治疗 30 例，2 个疗程评价疗效痊愈 16 例，好转 11 例，无效 3 例，总有效率 90.0%。

【来源】黄智芬，陈强松，欧武，等．加味生脉散合牡蛎散治疗肿瘤化疗后自汗盗汗 30 例．世界中医药，2009，4（1）：32－33

## 舒肝凉血方

醋柴胡 19g　郁金 20g　紫草 6g　白芍 10g　牡丹皮 10g　白薇 10g　五味子 10g

【用法】水煎，每日 1 剂，每天早晚分服。

【功效】疏肝解郁，滋阴凉血。

【适应证】**乳腺癌肿瘤术后潮热盗汗（肝郁不疏、肾阴亏虚）**。症见：面部潮红或潮热、五心烦热、恶心、呕吐、盗汗，抑郁，月经不调、口苦咽干、心悸、失眠、舌红少津、苔少或花剥、脉弦细或细数等。

【临证加减】气虚者，加黄芪 30g、大枣 10g；偏热者，加夏枯草 10g、山慈菇 6g；失眠者，加合欢皮 20g、炒枣仁 20g。

【疗效】本方治疗的 28 例中，治愈 17 例，好转 9 例，未愈 2 例，总有效率为 92.85%。

【来源】鲍福军．舒肝凉血方治疗乳腺癌肿瘤术后潮热盗汗 28 例的疗效观察．医学信息，2009，7：3407 – 3408

## 八、癌性皮肤瘙痒

皮肤瘙痒是消化道肿瘤化疗治疗过程中常见的一个并发症，其发病原因或归于化疗药物不良反应，或归因于机体免疫失调诱发的变态反应，具体机制尚不明了。

### 🪷 清化饮加减

茵陈　生扁豆各 12g　马鞭草　薏苡仁　麦芽　谷芽各 15g　鸡内金　凌霄花　生白芍　赤芍　生蒲黄各 9g　厚朴　苦参各 6g　白豆蔻 4.5g　蝉蜕　甘草各 3g

【用法】水煎，每日 1 剂，每天早晚分服。服药期间忌辛燥，适寒温，避房事，注意劳逸。

【功效】清化解毒，凉血祛风。

【适应证】结肠癌化疗后出现皮肤瘙痒（湿热积滞，毒瘀生风型）。症见：大腿内侧及小腿瘙痒、白天为甚，无皮疹、水疱，食欲欠佳，夜间口干欲温饮，小便色黄，夜尿 3 ~ 4 次，大便调；舌暗红，苔根黄腻，脉弦缓。

【临证加减】湿偏重者，表现为舌淡红或淡、苔白腻黄干，脉缓，口苦而淡，小便清，大便稀或溏或白冻样，用三仁汤、藿朴夏苓汤、藿香正气散、黄连平胃散、达原饮等加减；热偏重者，表现为舌红、苔黄腻干，脉数，口渴喜凉饮，小便黄，大便干或黏液脓血样，用连朴饮、白虎加苍术汤等加减；有表证者，可选用《伤寒论》中的麻黄连翘赤小豆汤。若贫血乏力汗出加仙鹤草，心悸失眠加酸枣仁，便秘加制何首乌，便溏加山药，便血加槐花炭。

【效果】治疗 1 例，二诊：双腿内侧瘙痒感明显减轻，三诊：皮肤无瘙痒，续用 5 剂，药后患者诸症皆除。

【来源】胡光宏，骆云丰．杨春波论治胃肠道肿瘤化疗后皮肤瘙痒经验．中医药通报，2012，(11) 2：24